Mittelmeer-Diät-Kochbuch für die Heißluftfritteuse:

2000 Tage knusprige und einfache Rezepte für Anfänger und Experten mit preisgünstig Mahlzeiten vom Frühstück bis zum Abendessen

Ines Sonnental

Inhaltsübersicht

Kapitel 1:
Die Revolution der Mittelmeerdiät in der Heißluftfritteuse

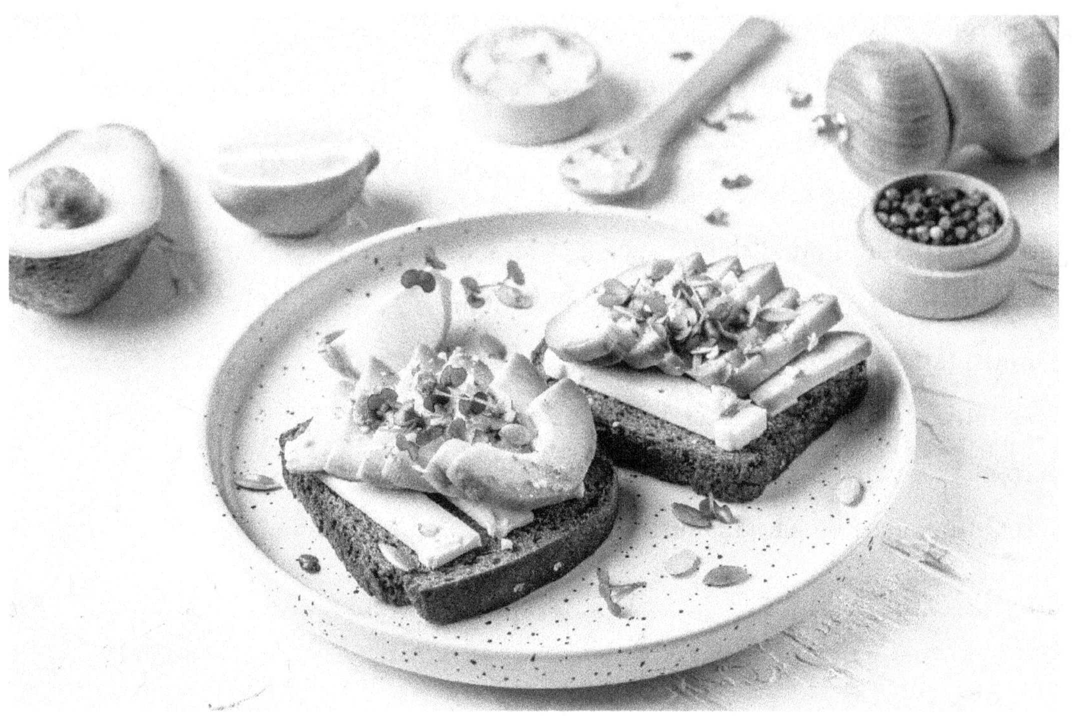

- Die Essenz der Mittelmeerdiät

Die Mittelmeerdiät ist eine jahrhundertealte kulinarische Tradition, die weit über eine bloße Auswahl an Gerichten hinausgeht; sie verkörpert eine Lebensweise, die tief im reichen Boden der Geschichte, Kultur und Gesundheit verwurzelt ist. Im Kern ist diese Ernährungsweise von den kulinarischen Praktiken der Mittelmeeranrainerstaaten wie Griechenland, Italien und Spanien inspiriert.

1. **Grundlagen frischer und gesunder Zutaten:** Bei der mediterranen Ernährung wird großer Wert auf frische, lokal beschaffte Zutaten gelegt. Obst, Gemüse, Vollkornprodukte und Hülsenfrüchte stehen im Mittelpunkt und bieten eine solide Grundlage an Vitaminen, Mineralien und Ballaststoffen. Der Schwerpunkt auf saisonalen Produkten bereichert nicht nur das Geschmacksprofil, sondern steht auch im Einklang mit der Ebbe und Flut der Natur.

2. **Herzgesunde Fette aus Olivenöl:** Olivenöl, ein Eckpfeiler der mediterranen Küche, ist ein Beweis für das Engagement dieser Ernährungsweise für die Herzgesundheit. Dieses goldene

Elixier ist reich an einfach ungesättigten Fettsäuren und Antioxidantien und verleiht den Gerichten nicht nur einen unverwechselbaren Geschmack, sondern trägt auch zur Vorbeugung von Herz-Kreislauf-Erkrankungen bei - ein wichtiges Merkmal der mediterranen Lebensweise.

3. **Eiweißharmonie mit Fisch und magerem Fleisch:** Im Mittelmeerraum wird Eiweiß aus magerem Fleisch, Fisch und Meeresfrüchten gewonnen. Der Verzehr von Fisch, der reich an Omega-3-Fettsäuren ist, fördert zudem das kardiovaskuläre Wohlbefinden. Dieser ausgewogene Ansatz bei der Eiweißaufnahme unterstreicht ein ganzheitliches Verständnis der Ernährung und ihrer Auswirkungen auf die allgemeine Gesundheit.

4. **Mit Kräutern und Gewürzen den Geschmack zelebrieren:** Kräuter und Gewürze, wie Basilikum, Oregano und Knoblauch, bilden das aromatische Rückgrat der mediterranen Küche. Neben ihrem kulinarischen Reiz bieten diese Geschmacksverstärker eine Fülle von gesundheitlichen Vorteilen, die von entzündungshemmenden Eigenschaften bis zur Unterstützung des Immunsystems reichen.

5. **Das gemeinschaftliche Ritual des Essens:** Über den Teller hinaus verkörpert die mediterrane Ernährung einen gemeinschaftlichen Ansatz beim Essen. Mahlzeiten sind keine eiligen Angelegenheiten, sondern vielmehr gemeinsame Erlebnisse, die ein Gefühl der Verbundenheit und des Wohlbefindens fördern. Dieses gemeinschaftliche Ritual, das in der mediterranen Kultur tief verwurzelt ist, verleiht dem Akt der Selbsternährung eine zusätzliche Ebene der Freude und Erfüllung.

Wenn wir uns auf diese kulinarische Entdeckungsreise begeben, ist es wichtig, das tiefe Wesen der mediterranen Ernährung zu begreifen - ein kompliziertes Gewebe, das aus frischen, nahrhaften Zutaten, herzgesunden Fetten, ausgewogenen Proteinen, aromatischen Kräutern und dem Gemeinschaftssinn gemeinsamer Mahlzeiten gewebt ist. In diesem Kapitel tauchen Sie ein in die Seele einer Ernährung, die Generationen überdauert und als Leuchtturm für gastronomischen Genuss und ganzheitliches Wohlbefinden steht.

- Zusätzliche Informationen

Im Folgenden finden Sie einige zusätzliche Vorschläge zur Erforschung und Vertiefung verschiedener Aspekte der mediterranen Ernährung:

1. Wein und Mäßigung:
    - Wein, insbesondere Rotwein, wird im Rahmen der mediterranen Ernährung häufig in Maßen genossen.
    - Resveratrol, eine im Rotwein enthaltene Verbindung, soll antioxidative Eigenschaften haben, die der Herzgesundheit zugute kommen können.

- Hervorhebung der kulturellen Bedeutung des Weins, wobei die Mahlzeiten ein Symbol für Geselligkeit und Entspannung sind.
- Mäßigung ist das A und O, denn übermäßiger Alkoholkonsum kann sich nachteilig auf die Gesundheit auswirken.

2. Die Kunst des langsamen Kochens:
   - Das langsame Garen ist eine traditionelle mediterrane Methode, bei der sich die Aromen vermischen und intensivieren.
   - Zu den beliebten langsam gekochten Gerichten gehören Eintöpfe, Schmorgerichte und Braten, die mit einer Vielzahl von Kräutern und Gewürzen zubereitet werden.
   - Diese Methode verbessert nicht nur den Geschmack, sondern bewahrt auch die Nährstoffintegrität der Zutaten.
   - Ermutigen Sie die Leser, den Prozess zu genießen, und fördern Sie so die Verbindung zum kulturellen Erbe der mediterranen Küche.

3. Diversität in den Mittelmeerregionen:
   - Jede Mittelmeerregion hat ihre eigene, einzigartige kulinarische Identität.
   - In der griechischen Küche stehen Olivenöl, Oliven und Feta im Mittelpunkt, während in der italienischen Küche Pasta, Tomaten und Kräuter im Mittelpunkt stehen.
   - Die spanische Küche variiert je nach Region, mit Paella aus Valencia und Tapas aus Andalusien.
   - Entdecken Sie die verschiedenen Geschmacksprofile und Zutaten, die den Beitrag jeder Region zur mediterranen Ernährung im Allgemeinen ausmachen.

4. Pflanzlicher Schwerpunkt:
   - Bei der mediterranen Ernährung liegt der Schwerpunkt auf pflanzlichen Lebensmitteln.
   - Obst, Gemüse, Hülsenfrüchte, Nüsse und Samen sind reichlich vorhanden und liefern wichtige Nährstoffe und Ballaststoffe.
   - Der begrenzte Verzehr von rotem Fleisch wird durch den erhöhten Verzehr von Fisch und Geflügel ausgeglichen.
   - Der pflanzenzentrierte Ansatz trägt zu den allgemeinen gesundheitlichen Vorteilen der Ernährung bei.

5. Essen für Langlebigkeit:
   - Zahlreiche Studien weisen auf einen Zusammenhang zwischen der mediterranen Ernährung und einer höheren Lebenserwartung hin.
   - Lebensmittel, die reich an Antioxidantien sind, gesunde Fette und eine Konzentration auf ganze, nährstoffreiche Zutaten tragen zum allgemeinen Wohlbefinden bei.
   - Erörtern Sie, inwiefern die Auswirkungen der Ernährung auf die kardiovaskuläre Gesundheit und Entzündungen eine Rolle bei der Verlängerung der Lebensspanne spielen können.

6. Saisonale Ernährung und Nachhaltigkeit:
   - Das saisonale Essen richtet sich nach der Verfügbarkeit frischer, lokal bezogener Zutaten.

- Betonen Sie den Aspekt der Nachhaltigkeit, indem Sie eine geringere Umweltbelastung und die Unterstützung der örtlichen Landwirte fördern.
- Die Leserinnen und Leser werden ermutigt, ihre Speisepläne auf der Grundlage saisonaler Produkte anzupassen, um eine Verbindung zur Natur zu schaffen und das ökologische Gleichgewicht zu fördern.

7. Die Prinzipien der mediterranen Ernährung in das tägliche Leben einbeziehen:
   - Bieten Sie praktische Tipps an, wie die Zubereitung von Mahlzeiten mit mediterranen Zutaten und die Verwendung von Olivenöl beim Kochen.
   - Einfache Rezepte, die sich an den mediterranen Grundsätzen orientieren und für den täglichen Gebrauch geeignet sind.
   - Betonen Sie, wie wichtig es ist, achtsam zu essen und die Mahlzeiten in einer entspannten, sozialen Umgebung zu genießen.

8. Kulinarische Traditionen und Feste:
   - Hervorhebung der zentralen Rolle, die kulinarische Traditionen bei mediterranen Festen spielen.
   - Besprechen Sie bestimmte Feste wie das griechische Osterfest oder das spanische La Tomatina.
   - Entdecken Sie, wie diese Traditionen das Gemeinschaftsgefühl fördern und die kulturelle Identität durch gemeinsame Mahlzeiten stärken.

9. Mediterrane Ernährung und psychische Gesundheit:
   - Bestimmte Bestandteile der mediterranen Ernährung, wie die Omega-3-Fettsäuren aus Fisch, können sich positiv auf die psychische Gesundheit auswirken.
   - Antioxidantien aus Obst und Gemüse tragen zur allgemeinen Gesundheit des Gehirns bei.
   - Ermutigen Sie die Leser, die ganzheitlichen Vorteile der Ernährung zu berücksichtigen, einschließlich möglicher Auswirkungen auf die Stimmung und die kognitiven Funktionen.

10. Interaktive Kocherlebnisse:
    - Geben Sie praktische Kochtipps, z. B. zur richtigen Verwendung von Olivenöl oder zur Zubereitung eines klassischen mediterranen Gerichts.
    - Teilen Sie interaktive Rezeptideen, die die Leser zu Hause mit ihrer Fritteuse leicht nachkochen können.
    - Sie betonen die Freude am Experimentieren und ermutigen die Leser, die Rezepte ihrem Geschmack anzupassen und dabei den mediterranen Prinzipien treu zu bleiben.

Diese detaillierten Einblicke können als Grundlage für die Erstellung ansprechender und informativer Inhalte zu jedem vorgeschlagenen Thema im Zusammenhang mit der mediterranen Ernährung und dem Kochen in der Fritteuse dienen.

- Traditionen modernisieren mit Luftfritier-Technik

In der sich ständig weiterentwickelnden Landschaft der kulinarischen Künste hat sich der Einsatz moderner Technologien zu einer transformativen Kraft entwickelt, die altehrwürdigen Traditionen neues Leben einhaucht. Im Herzen dieser kulinarischen Renaissance steht die Verbindung jahrhundertealter mediterraner Kochtechniken mit den innovativen Fähigkeiten der Luftfritiertechnik als Zeugnis für die Anpassungsfähigkeit und Widerstandsfähigkeit des gastronomischen Erbes.

Anteil Ernährungsintegrität: Das Frittieren an der Luft mit seiner Heißluftzirkulation erweist sich als kulinarischer Superheld, der den Nährwert der mediterranen Zutaten bewahrt. Bei herkömmlichen Methoden werden die Lebensmittel oft in Öl getaucht, was den Nährwert beeinträchtigen kann. Das Frittieren an der Luft hingegen wirkt wie ein Wächter, der dafür sorgt, dass diese Zutaten ihre Vitamine, Mineralien und die ihnen innewohnenden gesundheitlichen Vorteile behalten.

Effizienz ohne Geschmacksverlust: In einer Welt, in der Zeit ein kostbares Gut ist, passt sich die Effizienz von Heißluftfritteusen nahtlos an die schnelllebigen Anforderungen des modernen Lebens an. Durch die schnelle Umwälzung der heißen Luft erreichen Luftfritteusen die begehrte Knusprigkeit in einem Bruchteil der Zeit. Diese Effizienz geht jedoch nicht auf Kosten des Geschmacks. Der unverwechselbare Geschmack und die Reichhaltigkeit der mediterranen Gerichte bleiben erhalten, so dass Effizienz und Köstlichkeit harmonisch nebeneinander bestehen.

Verringerung der Ölabhängigkeit: Eines der grundlegenden Elemente der mediterranen Küche ist die großzügige Verwendung von Olivenöl - ein Markenzeichen für Geschmack und Gesundheit. Das Frittieren an der Luft führt zu einem Paradigmenwechsel, indem es die Abhängigkeit vom Öl deutlich verringert. Dies kommt nicht nur gesundheitsbewussten Menschen entgegen, sondern unterstreicht auch die Anpassungsfähigkeit traditioneller Rezepte an moderne Ernährungsgewohnheiten.

Vielseitigkeit in der mediterranen Küche: Die Vielseitigkeit von Heißluftfritteusen ist so, als hätte man einen kulinarischen Virtuosen in der Küche. Von perfekt knusprigen Falafel bis zur goldbraunen Spanakopita - die Anpassungsfähigkeit der Luftfritier-Technik kennt keine Grenzen. In diesem Kapitel wird das riesige Repertoire an mediterranen Rezepten erkundet, die mit Hilfe von Heißluftfritteusen mühelos zubereitet werden können, und bietet dem Leser einen Pass in eine Welt kulinarischer Möglichkeiten.

Kulinarische Innovation trifft auf Tradition: Wenn wir in das Herz dieser kulinarischen Revolution eintauchen, wird deutlich, dass die Integration der Luftfrittiertechnik in die mediterrane Küche mehr ist als eine bloße Modernisierung - sie ist ein Fest. Es ist ein Fest der Innovation, die sich nahtlos in das Gewebe der Tradition einfügt. Es ist eine Anerkennung der

Tatsache, dass die kulinarischen Künste dynamisch sind und sich weiterentwickeln, um den Bedürfnissen und Erwartungen der heutigen Gaumen zu entsprechen.

Dieses Kapitel lädt den Leser zu einer Reise ein, auf der das Echo alter kulinarischer Weisheit mit dem Summen moderner Küchengeräte harmoniert. Die Synergie von Tradition und Innovation, die sich in der Technologie des Luftbratens zeigt, wird zu einer Brücke, die Generationen verbindet und es ermöglicht, dass sich der reiche Wandteppich der mediterranen Küche auf neue und aufregende Weise entfaltet. Auf diesem Weg zwischen Erbe und Fortschritt vereinen sich die Aromen mediterraner Gewürze und das Brutzeln der Heißluftfritteuse zu einer Symphonie, die die Zeit überdauert und die Geschmacksknospen mit dem Versprechen kulinarischer Exzellenz verwöhnt.

- Gesundheitliche Vorteile der Mittelmeerdiät

Die mediterrane Ernährung, die für ihre köstliche Einfachheit bekannt ist, ist nicht nur ein Fest für die Sinne, sondern auch ein Bankett an gesundheitlichen Vorteilen, das über den kulinarischen Bereich hinausgeht. Diese in den traditionellen Essgewohnheiten der Mittelmeeranrainerländer verwurzelte Ernährungsweise hat weltweit Anerkennung gefunden, weil sie Wohlbefinden und Langlebigkeit fördert.

- **Kardiovaskuläres Wohlbefinden:** Die Mittelmeerdiät wird seit langem mit einem geringeren Risiko für Herz-Kreislauf-Erkrankungen in Verbindung gebracht. Ihr Schwerpunkt auf herzgesunden Fetten, wie sie in Olivenöl und fettem Fisch vorkommen, trägt zu einem niedrigeren LDL-Cholesterinspiegel (Low Density Lipoprotein) bei. Die nährstoffreichen Bestandteile der Ernährung unterstützen auch die allgemeine kardiovaskuläre Gesundheit und fördern die Widerstandsfähigkeit gegenüber Herzproblemen.
- **Entzündungshemmende Eigenschaften:** Die mediterrane Ernährung, die reich an Obst, Gemüse und Olivenöl ist, verfügt über starke entzündungshemmende Eigenschaften. Chronische Entzündungen werden mit verschiedenen Krankheiten in Verbindung gebracht, darunter Herzkrankheiten und bestimmte Krebsarten. Durch die Einbeziehung von Lebensmitteln, die Entzündungen aktiv bekämpfen, wird die mediterrane Ernährung zu einem starken Verbündeten bei der Förderung der allgemeinen Gesundheit.
- **Verbesserte kognitive Funktionen:** Studien deuten darauf hin, dass die Einhaltung der Mittelmeerdiät kognitive Vorteile haben kann, insbesondere im Bereich des Gedächtnisses und der Exekutivfunktionen. Das Vorhandensein von Omega-3-Fettsäuren aus Fisch, Antioxidantien aus Obst und Gemüse sowie gesunde Fette tragen gemeinsam zur Gesundheit des Gehirns bei und können das Risiko eines altersbedingten kognitiven Rückgangs verringern.

- **Gewichtsmanagement und Diabetesprävention:** Der Schwerpunkt der mediterranen Ernährung auf vollwertigen, nährstoffreichen Lebensmitteln und der maßvolle Umgang mit mageren Proteinen unterstützt das Gewichtsmanagement. Außerdem hilft der Schwerpunkt der Ernährung auf komplexen Kohlenhydraten und ballaststoffreichen Lebensmitteln bei der Regulierung des Blutzuckerspiegels und trägt so zu einem geringeren Risiko für Typ-2-Diabetes bei.
- **Krebsvorbeugung:** Der Reichtum an Obst, Gemüse und Antioxidantien in der mediterranen Ernährung wurde mit einem geringeren Risiko für bestimmte Krebsarten in Verbindung gebracht. Die Vielfalt der pflanzlichen Inhaltsstoffe in Verbindung mit der allgemeinen Nährstoffdichte der Ernährung wirkt synergetisch und schafft ein Umfeld, das die Entwicklung von Krebszellen verhindern kann.
- **Langlebigkeit und allgemeines Wohlbefinden:** Vielleicht am bemerkenswertesten ist, dass die mediterrane Ernährung mit einer höheren Lebenserwartung und einer besseren Lebensqualität in Verbindung gebracht wird. Die harmonische Ausgewogenheit der Nährstoffe, verbunden mit den sozialen und kulturellen Aspekten des gemeinsamen Essens, trägt zu einem ganzheitlichen Ansatz für das Wohlbefinden bei. Die Ernährung ist nicht nur ein Mittel zur Ernährung, sondern ein Lebensstil, der Körper, Geist und Seele nährt.

Wenn wir die gesundheitlichen Vorteile der mediterranen Ernährung erforschen, wird deutlich, dass diese kulinarische Tradition mehr als nur ein gastronomischer Genuss ist - sie ist ein Rezept für ein gutes Leben. Wer sich die vielfältigen nährstoffreichen Lebensmittel zu eigen macht und die der mediterranen Ernährungsweise innewohnende Achtsamkeit an den Tag legt, kann nicht nur ein langes Leben, sondern auch eine lebendige und blühende Existenz kultivieren.

Weitere gesundheitliche Vorteile der Mittelmeerdiät:

1. **Reich an Antioxidantien:** Die mediterrane Ernährung ist dank des Reichtums an Obst, Gemüse, Nüssen und Olivenöl eine wahre Fundgrube an Antioxidantien. Diese Antioxidantien bekämpfen oxidativen Stress, unterstützen die Abwehrkräfte des Körpers gegen chronische Krankheiten und fördern die allgemeine Zellgesundheit.
2. **Darmgesundheit und Vielfalt des Mikrobioms:** Das vielfältige Angebot an Ballaststoffen aus Obst, Gemüse und Vollkorn in der mediterranen Ernährung fördert ein gesundes Darmmikrobiom. Ein ausgewogenes und vielfältiges Mikrobiom wird mit einer verbesserten Verdauung, einer erhöhten Nährstoffaufnahme und einem gestärkten Immunsystem in Verbindung gebracht.
3. **Gesundheit der Knochen:** Die Ernährung mit Milchprodukten, Fisch, Nüssen und Samen liefert wichtige Nährstoffe wie Kalzium, Vitamin D und Magnesium - wichtige Komponenten für die Erhaltung starker und gesunder Knochen. Dies ist besonders vorteilhaft, um Osteoporose zu verhindern und die Knochendichte im Alter zu erhalten.

4. **Geringeres Risiko für Depressionen und Vorteile für die psychische Gesundheit:** Der Schwerpunkt der mediterranen Ernährung auf Omega-3-Fettsäuren, die in Fisch enthalten sind, und nährstoffreiche Vollwertkost wird mit einem geringeren Depressionsrisiko in Verbindung gebracht. Die hirnfördernden Eigenschaften der Ernährung tragen zum psychischen Wohlbefinden bei und können das Auftreten von Stimmungsstörungen verringern.

5. **Regulierter Blutdruck:** Die Kombination aus kaliumreichen Lebensmitteln (z. B. Obst, Gemüse und Hülsenfrüchte) und der mäßigen Natriumaufnahme in der mediterranen Ernährung trägt zu einem gesunden Blutdruck bei. Dies kann dazu beitragen, das Risiko von Bluthochdruck und den damit verbundenen Komplikationen zu verringern.

6. **Anti-Aging-Eigenschaften:** Die synergetischen Effekte von Antioxidantien, gesunden Fetten und nährstoffreichen Lebensmitteln tragen zu den Anti-Aging-Eigenschaften der Ernährung bei. Durch die Bekämpfung von oxidativem Stress und die Unterstützung der Zellgesundheit trägt die mediterrane Ernährung dazu bei, die jugendliche Vitalität zu erhalten und die Anzeichen vorzeitiger Alterung zu verringern.

7. **Verbesserte Verdauungsgesundheit:** Der Ballaststoffgehalt von Vollkorngetreide, Obst und Gemüse fördert die Regelmäßigkeit der Verdauung und hilft, Verstopfung vorzubeugen. Darüber hinaus trägt die Aufnahme von fermentierten Lebensmitteln wie Joghurt zu einem gesunden Darmmikrobiom bei, was das allgemeine Wohlbefinden der Verdauung fördert.

8. **Stabilisierung des Blutzuckerspiegels:** Der Schwerpunkt der mediterranen Ernährung auf komplexen Kohlenhydraten, Ballaststoffen und gesunden Fetten trägt zur Regulierung des Blutzuckerspiegels bei. Dies kann besonders für Menschen mit Diabetes oder mit dem Risiko einer Insulinresistenz von Vorteil sein.

9. **Geringere Entzündung:** Neben den kardiovaskulären Vorteilen wirkt sich die entzündungshemmende Wirkung der mediterranen Ernährung auch auf andere Bereiche der Gesundheit aus. Chronische Entzündungen sind ein gemeinsamer Nenner verschiedener chronischer Krankheiten, und der Schwerpunkt der Ernährung auf entzündungshemmenden Lebensmitteln hilft, dieses Risiko zu mindern.

10. **Bessere Hautgesundheit:** Die in der mediterranen Ernährung enthaltenen Vitamine und Antioxidantien, insbesondere Vitamin E aus Olivenöl und verschiedenen Früchten, tragen zur Gesundheit der Haut bei. Diese Nährstoffe können helfen, die Haut vor Umweltschäden zu schützen und einen strahlenden Teint zu fördern.

Der ganzheitliche Charakter der mediterranen Ernährung geht weit über die Vorbeugung von Krankheiten hinaus - sie fördert einen umfassenden Ansatz für Gesundheit und Wohlbefinden. Wer sich diese Ernährungsweise zu eigen macht, kann eine Vielzahl von Vorteilen nutzen, die sich positiv auf seine körperliche, geistige und emotionale Gesundheit auswirken.

- Warum die Heißluftfritteuse?

Die Einbindung einer Heißluftfritteuse in die Zubereitung mediterraner Köstlichkeiten ist nicht nur ein moderner Küchentrend, sondern eine kulinarische Offenbarung, die sich harmonisch mit den Prinzipien der Effizienz, des Gesundheitsbewusstseins und der köstlichen Ergebnisse der mediterranen Ernährung verbindet.

1. **Gesündere Kochmethode:** Die Heißluftfritteuse revolutioniert das Kochen, indem sie den Bedarf an Öl erheblich reduziert. Traditionelle mediterrane Rezepte enthalten oft große Mengen an Olivenöl, einem wichtigen Bestandteil der Ernährung. Mit der Luftfritteuse kann die gleiche köstliche Knusprigkeit mit einem Minimum an Öl erreicht werden, was die gesundheitlichen Vorteile der mediterranen Ernährungsweise noch verstärkt.

2. **Bewahrung der Nährstoffintegrität:** Im Gegensatz zum Frittieren, das zu Nährstoffverlusten führen kann, werden die Zutaten beim Luftgaren mit heißer Luft gegart. Diese schonende Garmethode trägt dazu bei, die Nährstoffintegrität von mediterranen Grundnahrungsmitteln wie Gemüse, Fisch und magerem Fleisch zu erhalten. Das Ergebnis sind Gerichte, die nicht nur hervorragend schmecken, sondern auch zum allgemeinen Wohlbefinden beitragen.

3. **Authentische Aromen bleiben erhalten:** Die Fähigkeit der Heißluftfritteuse, Lebensmittel gleichmäßig und gründlich zu garen, sorgt dafür, dass die authentischen Aromen der mediterranen Zutaten zum Vorschein kommen. Von der Saftigkeit gegrillten Fischs bis zum erdigen Reichtum gebratenen Gemüses bewahrt die Heißluftfritteuse die Essenz der mediterranen Küche und schafft ein köstliches sensorisches Erlebnis.

4. **Effizienz und Zeitersparnis:** Im schnelllebigen Rhythmus des modernen Lebens ist Effizienz in der Küche von größter Bedeutung. Heißluftfritteusen bieten eine zeitsparende Lösung, die es ermöglicht, mediterran inspirierte Gerichte mit verkürzten Garzeiten zuzubereiten. Diese Effizienz geht nicht zu Lasten der Qualität der Mahlzeiten, sondern erhöht die Bequemlichkeit, die mediterrane Ernährung in den Alltag zu integrieren.

5. **Anpassungsfähigkeit an mediterrane Rezepte:** Die Vielseitigkeit der Heißluftfritteuse macht sie zu einem perfekten Begleiter für die vielfältigen mediterranen Rezepte. Ob perfekt knusprige Falafel, goldbraune Spanakopita oder gebratenes Gemüse mit Olivenöl - die Heißluftfritteuse passt sich den Feinheiten der mediterranen Küche an und ist damit ein unverzichtbares Werkzeug für kulinarische Entdeckungen.

6. **Verringerung der Ölabhängigkeit:** Die Abhängigkeit der mediterranen Ernährung von herzgesundem Olivenöl kann beibehalten werden, während gleichzeitig der Gesamtölverbrauch reduziert wird. Durch das Frittieren an der Luft erhält man die gewünschte Textur und den gewünschten Geschmack, ohne dass übermäßig viel Öl benötigt wird, was dem Schwerpunkt der Diät auf Mäßigung und Ausgewogenheit entspricht.

7. **Knusprig ohne Kompromisse:** **Die** Fähigkeit der Heißluftfritteuse, eine zufriedenstellende Knusprigkeit ohne Eintauchen in Öl zu erzielen, ist ein entscheidender Vorteil. Dank dieser Funktion können Sie die Konsistenz mediterraner Gerichte ohne das damit verbundene überschüssige Fett und die Kalorien genießen.

8. **Einfache Reinigung und Wartung:** Luftfritteusen vereinfachen die Reinigung nach dem Garen. Die abnehmbaren, spülmaschinenfesten Teile der Heißluftfritteuse sorgen dafür, dass der Komfort über das Kochen hinausgeht. Diese Wartungsfreundlichkeit steht im Einklang mit dem Schwerpunkt der mediterranen Ernährung auf Einfachheit und Praktikabilität bei der Zubereitung von Mahlzeiten.

Im Grunde ist die Heißluftfritteuse ein kulinarischer Verbündeter, der die Essenz der mediterranen Ernährung in die moderne Küche bringt. Ihre einzigartige Kombination aus gesundheitsbewusstem Kochen, konservierten Aromen und der Anpassungsfähigkeit an traditionelle Rezepte macht sie zu einer wertvollen Ergänzung für alle, die die altehrwürdigen Prinzipien der mediterranen Küche in einem zeitgemäßen Kontext umsetzen wollen.

- Aufbruch zu einem kulinarischen Abenteuer

Der Übergang von traditionellen zu modernen kulinarischen Techniken, verbunden mit der Erforschung mediterraner Aromen in der Heißluftfritteuse, markiert den Beginn einer gastronomischen Reise - einer Reise, die geografische Grenzen und altehrwürdige Traditionen überschreitet und Sie zu einem kulinarischen Abenteuer einlädt, das seinesgleichen sucht.

1. **Eine geschmackvolle Fusion entdecken:** Wenn wir in das Herz dieses kulinarischen Abenteuers eintauchen, stellen Sie sich eine Verschmelzung traditioneller mediterraner Aromen mit dem innovativen Geist der Luftfritteuse vor. Stellen Sie sich die Knusprigkeit von perfekt gebratenem Gemüse, die Saftigkeit von mediterran inspiriertem Fleisch und den goldenen Glanz von Gerichten vor, die in der Fritteuse zum Leben erweckt werden - eine harmonische Mischung, die Ihre Geschmacksknospen verführt und Sie in die sonnenverwöhnten Landschaften des Mittelmeers entführt.

2. **Die Freude am Experimentieren wecken:** Die Heißluftfritteuse dient Ihnen als kulinarische Leinwand, die Sie zum Experimentieren mit einer Vielzahl mediterraner Zutaten einlädt. Genießen Sie die Freude, neue Rezepte auszuprobieren, traditionelle Favoriten zu verändern und Ihre Küche mit der aromatischen Symphonie mediterraner Kräuter und Gewürze zu erfüllen. Dies ist ein Raum für Kreativität und Entdeckungen, in dem die Heißluftfritteuse zu Ihrem zuverlässigen Begleiter bei der Zubereitung von Gerichten wird, die sowohl Tradition als auch Innovation zelebrieren.

3. **Kulinarische Exzellenz einfach gemacht:** Während die mediterrane Ernährung für ihre gesundheitlichen Vorteile und den reichen Geschmack geschätzt wird, vereinfacht die Heißluftfritteuse den Kochprozess und macht kulinarische Spitzenleistungen für alle

zugänglich. Stellen Sie sich vor, Sie könnten Gerichte zubereiten, die die Essenz des Mittelmeers verkörpern, ohne kompliziert zu sein - einfache, aber umwerfend köstliche Mahlzeiten, die Ihren Tisch mit der Eleganz eines mediterranen Festmahls schmücken.

4. **Globale Fusion in Ihrer Küche:** Die Heißluftfritteuse schlägt mühelos eine Brücke zwischen mediterranen kulinarischen Traditionen und globalen Geschmäckern. Sie lädt Sie dazu ein, deutsche Einflüsse in Ihre Küche einfließen zu lassen und so eine köstliche Fusion zu schaffen, die Grenzen überschreitet. Stellen Sie sich vor, Sie genießen mediterran inspirierte Schnitzel oder die knusprige Perfektion von luftgebackenen Brezeln - eine Ode an die harmonische Integration verschiedener kulinarischer Traditionen.

5. **Unvergessliche Momente schaffen:** Dieses kulinarische Abenteuer ist nicht nur eine Einladung, sich zu ernähren, sondern auch bleibende Erinnerungen zu schaffen. Stellen Sie sich vor, Sie treffen sich mit Ihren Lieben und lachen gemeinsam an einem Tisch mit luftgefrorenen mediterranen Köstlichkeiten. Die Erfahrung geht über den Gaumen hinaus - es geht darum, Verbindungen zu knüpfen, die kulturelle Vielfalt zu feiern und die einfachen Freuden gemeinsamer Mahlzeiten zu genießen.

Lassen Sie sich bei diesem kulinarischen Abenteuer von der Heißluftfritteuse leiten und von den Aromen des Mittelmeers inspirieren. Dies ist nicht nur eine Reise durch Rezepte, sondern ein Fest der lebendigen Mischung aus Essen, Kultur und Innovation. Die Küche wird zu Ihrer Leinwand, die Fritteuse zu Ihrem Pinsel und jedes Gericht zu einem Strich in einem Meisterwerk, das die Essenz des Mittelmeers in einem modernen, globalen Kontext einfängt. Binden Sie also Ihre Schürze um, heizen Sie die Fritteuse vor und lassen Sie das kulinarische Abenteuer beginnen.

Kapitel 2:
Das Geheimnis der Vorratskammer aufdecken

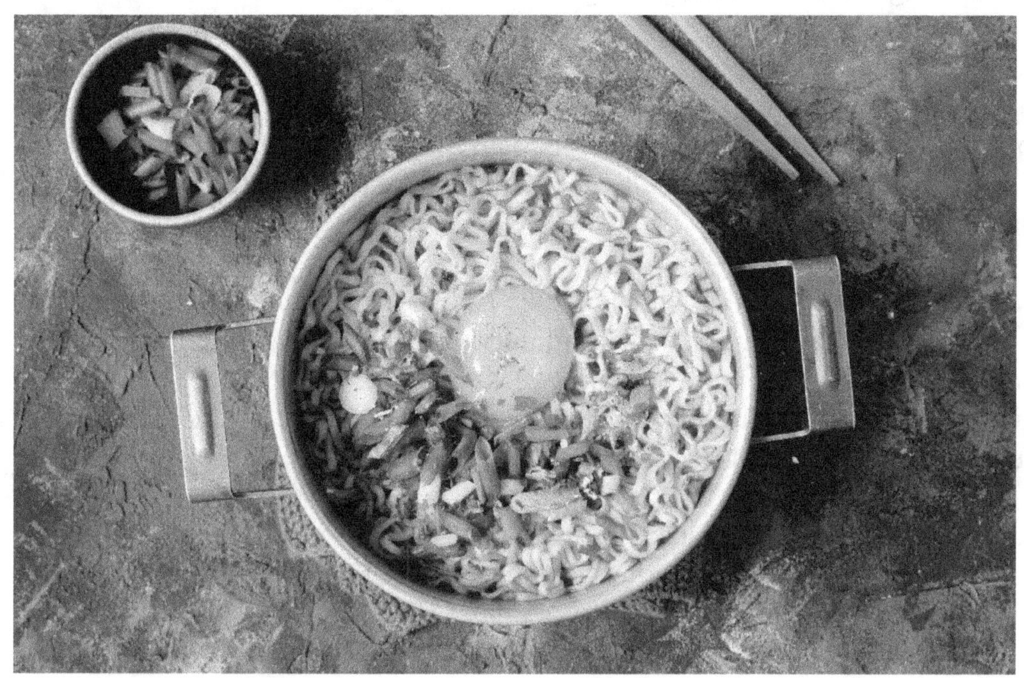

- Olivenöl: Das flüssige Gold des Mittelmeers

In den sonnenverwöhnten Hainen, die sich über die mediterrane Landschaft erstrecken, zeugen die Oliven von einer jahrhundertealten Tradition. Von den geschickten Händen, die die Früchte sorgfältig pflücken, bis hin zur alten Kunst der Kaltpressung, entsteht aus Olivenöl ein kulinarisches Meisterwerk - ein Elixier, das die Essenz des Mittelmeers in sich vereint.

Der Weg des Olivenöls vom Obstgarten bis zur Flasche ist von handwerklichem Können geprägt. Dieses flüssige Gold, das mit altehrwürdigen Methoden gewonnen wird, bewahrt seine Reinheit, seinen Geschmack und seinen Nährstoffreichtum. Jede Flasche ist ein Zeugnis der sorgfältigen Pflege, die der Olive zuteil wird, und verwandelt sie in einen Schatz, der in allen Kulturen verehrt wird.

Olivenöl ist nicht nur ein Gewürz, sondern eine Symphonie von Aromen, die das Terroir und die Olivensorten seines Ursprungs widerspiegeln. Von den kräftigen, pfeffrigen Noten der Toskana bis hin zu den milderen, fruchtigen Tönen Kretas - die geschmackliche Vielfalt ist eine Anspielung auf die geografischen Nuancen, die seinen Charakter prägen. Es ist dieser nuancierte Geschmack, der das Olivenöl zur Seele der mediterranen Küche macht.

Neben seinen kulinarischen Reizen wird Olivenöl auch als Gesundheitselixier gepriesen. Es ist reich an einfach ungesättigten Fettsäuren und Antioxidantien und gilt als Leuchtturm der Herzgesundheit. Die Wissenschaft, die sich hinter seinen Vorteilen verbirgt, entschlüsselt eine Geschichte über die Verringerung von Entzündungen und ganzheitliches Wohlbefinden - ein ernährungswissenschaftlicher Eckpfeiler, der tief in der mediterranen Ernährung verwurzelt ist.

In der Küche ist Olivenöl der Zaubertrank der Alchemisten. Seine Vielseitigkeit reicht vom feinen Verfeinern von Aromen bis zum kräftigen Anbraten von Speisen. Dressings, Marinaden und Dips werden zu kulinarischen Kunstwerken, wenn Olivenöl seine goldene Note in die mediterrane Gastronomie einbringt.

Die Wahrung der Tradition erfordert ein Verständnis für die Kunst der Lagerung. Richtig gelagert, behält das Olivenöl seine Frische und sorgt für ein kontinuierliches Fest des Geschmacks und der Ernährung. Die Unterscheidung der Qualität wird zu einer Kunstform, bei der Farbe, Aroma und Geschmack die Kriterien für die Auswahl der besten Olivenöle sind - eine Tradition, die über Generationen hinweg weitergegeben wird.

Im Herzen des Mittelmeers ist Olivenöl nicht nur eine Zutat, sondern ein flüssiges Erbe - ein Zeugnis des kulturellen Erbes, das vom Obstgarten bis auf den Tisch fließt und die Essenz des mediterranen Lebens bereichert.

- Vollkorn und Hülsenfrüchte

In der mediterranen Ernährung sind Vollkorngetreide und Hülsenfrüchte die grundlegenden Elemente - nahrhafte Säulen, die nicht nur zur reichen kulinarischen Tradition der Region beitragen, sondern auch das gesunde und nachhaltige Wesen dieser Ernährungsweise unterstreichen.

1. Alte Körner, zeitlose Ernährung:

Vollkorngetreide wie Farro, Quinoa und Bulgur sind seit Jahrtausenden fester Bestandteil der mediterranen Küche. Vollgepackt mit Ballaststoffen, Vitaminen und Mineralien liefern diese uralten Körner anhaltende Energie und ein Spektrum an wichtigen Nährstoffen.

2. Hülsenfrüchte: Die Protein-Kraftpakete:

Hülsenfrüchte, zu denen Linsen, Kichererbsen und Bohnen gehören, sind kulinarische Kraftpakete, die reichlich pflanzliches Eiweiß enthalten. Sie dienen nicht nur als Proteinquelle, sondern liefern auch eine Fülle von Ballaststoffen, die die Gesundheit der Verdauung und die Sättigung fördern.

3. Balanceakt: Nährstoffreiche Harmonie:

Die Verbindung von Vollkorn und Hülsenfrüchten schafft eine nährstoffreiche Harmonie auf dem mediterranen Teller. Dieses dynamische Duo trägt zu einer ausgewogenen Ernährung bei und bietet eine Mischung aus komplexen Kohlenhydraten, Proteinen und wichtigen Mikronährstoffen.

4. Saisonale Gaben: Vielfältige Aromen und Texturen:

Die mediterrane Ernährung, die die Jahreszeiten einbezieht, zelebriert die verschiedenen Geschmacksrichtungen und Texturen von Vollkornprodukten und Hülsenfrüchten. Von herzhaften Wintereintöpfen mit Linsen bis hin zu erfrischenden Sommersalaten mit Quinoa - die kulinarischen Möglichkeiten sind so vielfältig wie die Ernte.

5. Gastronomische Tradition trifft auf moderne Innovation:

Traditionelle mediterrane Gerichte wie Risotto und Mujadara zeigen die gastronomischen Vorzüge der Kombination von Vollkornprodukten und Hülsenfrüchten. Moderne Innovationen werten diese Zutaten weiter auf und geben zeitlosen Rezepten einen modernen Anstrich.

6. Nachhaltige Grundnahrungsmittel: Leichtfüßig mit der Erde umgehen:

Neben ihren ernährungsphysiologischen Vorzügen sind Vollkorngetreide und Hülsenfrüchte auch ein Beispiel für Nachhaltigkeit. Diese Grundnahrungsmittel benötigen weniger Ressourcen und haben im Vergleich zu einigen tierischen Proteinen einen geringeren ökologischen Fußabdruck, was dem umweltbewussten Ethos der mediterranen Ernährung entgegenkommt.

Im Mittelmeerraum sind Vollkorngetreide und Hülsenfrüchte nicht einfach nur Bestandteile einer Mahlzeit - sie sind die Fäden, die einen Teppich aus Geschmack, Ernährung und Nachhaltigkeit weben. Von uralten Getreidesorten, die sich durch die Geschichte ziehen, bis hin zu den eiweißreichen Hülsenfrüchten erforscht dieses Kapitel das Wesen dieser kulinarischen Säulen und lädt Sie dazu ein, ihren Reichtum zu genießen und ihre Rolle in einer ausgewogenen und gesunden Ernährung anzunehmen.

- Frisches Obst und Gemüse

Frisches Obst und Gemüse: Die pulsierende Fülle der Natur auf dem mediterranen Teller

Im Mittelpunkt der mediterranen Ernährung steht eine Fülle von frischem Obst und Gemüse, ein Kaleidoskop von Farben, Aromen und Nährstoffreichtum, das das Wesen dieser berühmten kulinarischen Tradition ausmacht.

1. Die Palette des Gartens: Ein Regenbogen von Nährstoffen:

Mediterrane Gerichte bestechen durch die leuchtenden Farben frischer Produkte, die eine Fülle von Nährstoffen enthalten. Von den tiefen Rottönen der Tomaten bis zum satten Grün des Blattgemüses steht jede Farbe für einen einzigartigen Satz an Vitaminen, Mineralien und Antioxidantien.

2. Symphonie der Jahreszeiten: Der Rhythmus der Natur auf dem Teller:

Die mediterrane Ernährung tanzt im Rhythmus der Jahreszeiten. Frisches Obst und Gemüse werden in ihrer Blütezeit verzehrt, um einen optimalen Geschmack und Nährstoffgehalt zu gewährleisten. Diese Sinfonie der Jahreszeiten verbessert nicht nur den Geschmack, sondern verbindet die Mahlzeiten auch mit den natürlichen Zyklen der Erde.

3. Vom Obstgarten auf den Tisch: Die Essenz der Frische:

Mit Obst-, Wein- und Gemüsegärten in der mediterranen Landschaft ist der Weg von der Ernte bis auf den Tisch kurz und süß. Frische ist ein Markenzeichen, das die Integrität der Aromen und den Nährwert eines jeden Bisses maximiert.

4. Früchte: Die süßen Genüsse der Natur:

Die mediterrane Ernährung schätzt die natürliche Süße von Früchten, die eine gesündere Alternative zu raffiniertem Zucker darstellen. Ob als Snack, in Salaten oder in Desserts - Früchte bringen eine köstliche Süße mit, die die herzhaften Elemente der Ernährung ergänzt.

5. Gemüse: Kulinarische Vielseitigkeit und Tiefe:

Gemüse bildet das Rückgrat der mediterranen Küche und verleiht ihr eine besondere Textur und einen besonderen Geschmack. Von der herzhaften Robustheit von Auberginen in Moussaka bis zur knackigen Frische von Gurken in Salaten - Gemüse zeigt seine kulinarische Vielseitigkeit und Tiefe.

6. Mediterrane Mosaike: Ikonische Gerichte und lokale Spezialitäten:

Entdecken Sie ikonische mediterrane Gerichte, die die Brillanz frischer Produkte in den Vordergrund stellen, vom klassischen griechischen Salat bis zum Ratatouille. Lokale Obst- und Gemüsesorten verleihen diesen kulinarischen Mosaiken einen regionalen Charakter, so dass jede Ecke des Mittelmeers ihre einzigartige gastronomische Identität zum Ausdruck bringen kann.

Im Mittelmeerraum sind frisches Obst und Gemüse nicht einfach nur Beilagen zu einer Mahlzeit; sie sind die Stars der Show und liefern eine Symphonie von Nährstoffen und Aromen, die die großzügigen Gaben der Erde feiern. Dieses Kapitel lädt Sie dazu ein, die Lebendigkeit der Natur zu genießen und die Rolle von frischem Obst und Gemüse bei der Zubereitung eines gesunden, farbenfrohen und köstlichen mediterranen Gerichts zu würdigen.

- **Nüsse und Saaten**

In der mediterranen Küche sind Nüsse und Samen winzige, aber mächtige Schätze, die ein köstliches Knuspern, eine Fülle von Nährstoffen und eine Sinfonie von Aromen bieten, die den kultigen Gerichten der Region Tiefe verleihen.

1. Nährstoffreiche Kraftpakete: Das Herz der Gesundheit:

Nüsse und Samen sind nahrhafte Kraftpakete, vollgepackt mit herzgesunden Fetten, Proteinen, Ballaststoffen und einer Reihe von Vitaminen und Mineralstoffen. Diese kleinen Wunderwerke tragen zu einer ausgewogenen Ernährung bei und fördern das allgemeine Wohlbefinden.

2. Mediterrane Eleganz: Kulinarische Kostbarkeiten im Verborgenen:

Vom zarten Knacken der Pinienkerne im Pesto bis zum erdigen Reichtum der Sesamsamen im Tahini - Nüsse und Samen sind kulinarische Perlen, die mediterranen Gerichten Raffinesse und Tiefe verleihen. Ihre elegante Präsenz verwandelt Salate, Aufstriche und Desserts in gastronomische Köstlichkeiten.

3. Pflanzlicher Aminogehalt: Nährstoffreich und sättigend:

Nüsse und Samen sind hervorragende Quellen für pflanzliche Proteine und damit unverzichtbare Bestandteile mediterraner Mahlzeiten, insbesondere für Vegetarier und Veganer. Die Kombination aus Eiweiß und gesunden Fetten sorgt für ein zufriedenstellendes und nahrhaftes Esserlebnis.

4. Vielseitigkeit in der Küche: Eine nussige Symphonie:

Ob zerkleinert zu herzhaftem Dukkah, über Joghurt gestreut oder zu Nussbutter gemahlen - die Vielseitigkeit von Nüssen und Samen kennt in der mediterranen Küche keine Grenzen. Ihre Anpassungsfähigkeit wertet sowohl süße als auch herzhafte Gerichte auf und schafft eine harmonische Mischung aus Texturen und Aromen.

5. Herzgesunde Fette: Ein Ernährungskompass:

Nüsse und Samen sind reich an einfach und mehrfach ungesättigten Fetten und tragen zur Herzgesundheit bei, indem sie den schlechten Cholesterinspiegel senken. Die Aufnahme dieser gesunden Fette fügt sich nahtlos in die kardiovaskulären Vorteile ein, die im Mittelpunkt der Mittelmeerdiät stehen.

6. Naschen mit Sinn: Eine mediterrane Tradition:

Im Mittelmeerraum erhält das Naschen mit Nüssen und Samen eine sinnvolle Dimension. Ob einzeln genossen oder in energiereiche Snackmischungen eingearbeitet, bieten sie eine gesunde Alternative zu verarbeiteten Snacks, die sowohl den Geschmack als auch den Nährwert hervorheben.

In der mediterranen kulinarischen Landschaft sind Nüsse und Samen nicht einfach nur Beiwerk; sie sind integrale Bestandteile, die Tiefe, Nährwert und ein befriedigendes Knuspern auf den Tisch bringen. Dieses Kapitel lädt Sie dazu ein, diese kleinen Schätze zu schätzen, ihre kulinarische Vielseitigkeit zu erforschen und ihre wichtige Rolle für eine köstliche und gesunde mediterrane Ernährung zu verstehen.

Kräuter und Gewürze: Eine mediterrane Symphonie

Im lebendigen Mosaik der mediterranen Küche stehen Kräuter und Gewürze im Mittelpunkt und orchestrieren eine Symphonie von Aromen, die die kulinarische Identität der Region ausmachen. Diese aromatischen Elemente verleihen den Gerichten Nuancen, Tiefe und einen unverwechselbaren Reichtum, der jeden Bissen aufwertet.

1. Mediterrane Aromaten: Die duftende Essenz:

Mediterrane Kräuter und Gewürze bilden das aromatische Rückgrat der Küche und verströmen Düfte, die Sie in sonnenverwöhnte Landschaften entführen. Von der süßen Wärme des Oregano bis zu den erdigen Noten des Thymians trägt jedes Kraut und Gewürz seine einzigartige Essenz zur kulinarischen Symphonie bei.

2. Gesundheit und Geschmack vereinen sich: Ernährungswissenschaftliche Eleganz:

Abgesehen von ihrer geschmacksverstärkenden Rolle werden Kräuter und Gewürze in der mediterranen Ernährung auch wegen ihrer potenziellen gesundheitlichen Vorteile geschätzt. Sie sind reich an Antioxidantien und verleihen den Mahlzeiten nicht nur Geschmack, sondern auch ernährungsphysiologische Eleganz und tragen zum allgemeinen Wohlbefinden bei.

3. Mit Kräutern aromatisierte Öle und Essige: Das flüssige Gold des Geschmacks:

Das Infundieren von Ölen und Essigen mit Kräutern ist eine kulinarische Tradition aus dem Mittelmeerraum. So entsteht flüssiges Gold, das Salate, Marinaden und Dips verfeinert. Diese Kräuteröle und -essige sind ein Beispiel für das Engagement der Region, jedes einzelne Aroma aus den Kräutern herauszuholen.

4. Mediterraner Kräutergarten: Eine Palette von Möglichkeiten:

Mediterrane Kräutergärten sind eine Fundgrube für Basilikum, Rosmarin, Minze und vieles mehr. Entdecken Sie, wie diese frischen Kräuter gewöhnliche Gerichte in außergewöhnliche kulinarische Kreationen verwandeln und es Ihnen ermöglichen, eine ganze Palette von Aromen direkt in Ihrer Küche zu kultivieren.

5. Gewürze: Globale Einflüsse, lokale Interpretationen:

Der Gewürzhandel hat der mediterranen Küche einen unauslöschlichen Stempel aufgedrückt und Zimt, Kreuzkümmel und Koriander in das kulinarische Repertoire eingeführt. Entdecken Sie, wie diese globalen Einflüsse nahtlos mit einheimischen Kräutern verschmelzen und so eine einzigartige mediterrane Mischung schaffen.

6. Kulinarische Alchemie: Aromen mit Präzision ausbalancieren:

Die mediterranen Köche beherrschen die hohe Kunst, Aromen mit Präzision auszubalancieren. Tauchen Sie ein in die kulinarische Alchemie der Kombination von Kräutern und Gewürzen, um kräftige Marinaden, aromatische Eintöpfe und gut gewürzte Gerichte zu kreieren, die auf den Geschmacksknospen tanzen.

Im Mittelmeerraum sind Kräuter und Gewürze nicht einfach nur Würzmittel; sie sind die Geschichtenerzähler, die Architekten des Geschmacks und die Bewahrer der Tradition. Dieses Kapitel lädt Sie dazu ein, in die Symphonie der mediterranen Kräuter und Gewürze einzutauchen, ihren aromatischen Reiz zu erforschen und die Kunstfertigkeit zu entdecken, die Mahlzeiten in kulinarische Meisterwerke verwandelt.

- **Die mediterrane Mahlzeitenstruktur**

In der bezaubernden Welt der mediterranen Ernährung sind die Mahlzeiten nicht nur ein Mittel zur Nahrungsaufnahme, sondern ein Fest der Aromen, eine Symphonie der Nährstoffe und ein Spiegelbild des kulturellen Reichtums der Region. Die Struktur einer mediterranen Mahlzeit ist eine harmonische Mischung aus Tradition, Ernährung und der Freude an gemeinsamen Esserlebnissen.

1. Mezze: Ein Wandteppich aus kleinen Köstlichkeiten:

Die Reise beginnt oft mit Mezze, einer Reihe von kleinen, teilbaren Gerichten, die die Vielfalt der Geschmacksrichtungen präsentieren. Von Oliven und Hummus bis hin zu gefüllten Weinblättern und gegrilltem Gemüse - Mezze laden zum gemeinsamen Genießen ein und bilden den Rahmen für die Mahlzeit.

2. Das Hauptgericht: Eine Fülle von frischem Gemüse und mageren Proteinen:

Das Herzstück einer mediterranen Mahlzeit ist der Hauptgang, bei dem frisches Obst, Gemüse und mageres Eiweiß im Mittelpunkt stehen. Ob ein saftiger gegrillter Fisch, ein herzhafter Kichererbseneintopf oder ein bunter Salat - der Hauptgang verkörpert die Betonung der Ernährung auf Ausgewogenheit und Vielfalt.

3. Vollkorngetreide und Hülsenfrüchte: Der mediterrane Teller:

Vollkorngetreide und Hülsenfrüchte spielen eine wichtige Rolle, wenn es darum geht, eine Mahlzeit zu nähren und ihr Tiefe zu verleihen. Ob in Form eines Couscous-Salats, einer Quinoa-Schüssel oder einer Linsenbeilage, diese Elemente liefern Ballaststoffe, wichtige Nährstoffe und eine sättigende Textur.

4. Kräuter und Gewürze: Ein kulinarisches Finale:

Kräuter und Gewürze bilden eine letzte Geschmacksschicht, die die Mahlzeit zu einem sinnlichen Genuss macht. Auf die Gerichte gestreut oder in Öle eingelegt, geben diese aromatischen Elemente den letzten Schliff, der jeden Bissen zu einem nuancierten Erlebnis macht.

5. Früchte und Nüsse: Ein süßer und knackiger Abschluss:

Die mediterrane Mahlzeit schließt oft mit einer süßen und knusprigen Note ab, mit frischen Früchten und einer Mischung aus Nüssen. Ob eine Schale mit Beeren der Saison oder ein Teller mit Feigen, die mit Honig beträufelt werden, dieser letzte Akt ist ein zufriedenstellender und gesunder Abschluss.

6. Das Ritual des gemeinsamen Essens: Verbundenheit über die Kulinarik:

Im Mittelpunkt der mediterranen Mahlzeitenstruktur steht das Ritual des gemeinsamen Essens. Freunde und Familie versammeln sich um den Tisch und schaffen ein Gefühl der Verbundenheit und Gemeinschaft. Die gemeinsame Erfahrung des Genießens verschiedener Geschmacksrichtungen und des Austauschs von Geschichten steigert den Genuss der Mahlzeit insgesamt.

Im Mittelmeerraum ist eine Mahlzeit mehr als nur eine Aneinanderreihung von Gerichten; sie ist ein sorgfältig zusammengestelltes Erlebnis, das eine Vielzahl von Geschmacksrichtungen, Texturen und Ernährungselementen umfasst. Dieses Kapitel lädt Sie dazu ein, in die Struktur der mediterranen Mahlzeiten einzutauchen, die Freude am gemeinsamen Essen zu erleben und die Kunst, einen ausgewogenen, geschmackvollen und gesunden Wandteppich auf dem Teller zu schaffen.

- **Mediterraner Lebensstil und Kultur**

Der mediterrane Lebensstil ist nicht nur ein Essverhalten, sondern ein Geflecht aus Traditionen, ganzheitlichen Wellness-Praktiken und der Feier der einfachen Freuden des Lebens. Dieses Kapitel zielt darauf ab, tiefer in die komplizierten Details der mediterranen Lebensweise einzutauchen und die Traditionen, Werte und Praktiken zu erforschen, die sie zu einem reichen und dauerhaften kulturellen Phänomen machen.

1. **Langsam leben: Jeden Moment auskosten:**

Der Lebensrhythmus im Mittelmeerraum ist auf einen langsameren Takt eingestellt, bei dem jeder Moment eine Gelegenheit für ein achtsames Leben ist. Vom gemächlichen Tempo der täglichen Aktivitäten bis hin zum gemächlichen Genießen der Mahlzeiten fördert das langsame Leben ein Gefühl der Wertschätzung für den Reichtum des Lebens. Jeder Bissen, jedes Gespräch und jeder Sonnenuntergang wird zu einem täglichen Ritual, das die Bedeutung des Augenblicks unterstreicht.

2. **Soziale Bindungen: Die Macht gemeinsamer Mahlzeiten:**

Bei den Mahlzeiten im Mittelmeerraum geht es nicht nur um Nahrung, sondern auch um die Pflege von Beziehungen. Der Esstisch dient als zentraler Punkt für Familie und Freunde, um zusammenzukommen, Geschichten auszutauschen und Bindungen zu stärken. Das Zubereiten und Genießen von Speisen wird zu einem Gemeinschaftserlebnis, das ein tiefes Gefühl der Zugehörigkeit und Gemeinschaft fördert. Der mediterrane Lebensstil erkennt den Wert gemeinsamer Mahlzeiten an, bei denen der Tisch ein Ort des Lachens, der Konversation und der Freude am Zusammensein mit dem anderen ist.

3. **Aktives Leben: Die Natur als Spielwiese:**

Körperliche Aktivität ist im Mittelmeerraum nahtlos in das tägliche Leben eingebettet. Die natürlichen Landschaften, von alten Kopfsteinpflasterstraßen bis hin zu malerischen Küstenpfaden, dienen als lebendige Spielplätze, um aktiv zu bleiben. Der mediterrane Lebensstil fördert die Freude an der Bewegung, sei es bei einem gemütlichen Spaziergang durch Olivenhaine, einer Fahrradtour am Meer entlang oder einem erfrischenden Bad im kristallklaren Wasser. Die

Natur wird zum Verbündeten im Streben nach ganzheitlichem Wohlbefinden und ermutigt zu einem aktiven und naturverbundenen Lebensstil.

4. Kulturelle Feiern: Feste und Traditionen:

Der mediterrane Kalender ist geprägt von einer Vielzahl kultureller Feste, die alle das reiche und vielfältige Erbe der Region widerspiegeln. Von pulsierenden Festen, die die Straßen mit Musik und Tanz füllen, bis hin zu altehrwürdigen Traditionen, die von Generation zu Generation weitergegeben werden, sind diese Feste ein wesentlicher Bestandteil des mediterranen Lebensstils. Sie bieten einen Einblick in das kulturelle Gefüge, das die Gemeinschaften zusammenhält, und bieten die Möglichkeit, sich auszudrücken, sich zu verbinden und die kulturelle Identität zu bewahren.

5. Verbindung zur Natur: Eine Quelle der Inspiration:

Der mediterrane Lebensstil ist tief verwurzelt in einer tiefen Verbundenheit mit der Natur. Die fruchtbaren Landschaften bringen eine reiche Ernte an frischem Obst, Gemüse und Oliven hervor, die den Grundstein für die Küche der Region bilden. Die heilende Umarmung des Meeres mit seinem azurblauen Wasser und den sanften Wellen wird zu einer Quelle der Inspiration und Ruhe. Die mediterrane Lebensweise ermutigt die Menschen, Kraft, Inspiration und ein Gefühl des Friedens aus der sie umgebenden Natur zu schöpfen und eine harmonische Beziehung zur Umwelt zu pflegen.

6. Die Kunst der Ruhe: Pflege von Körper und Geist:

Der mediterrane Lebensstil, der das Konzept des "dolce far niente" (das süße Nichtstun) verinnerlicht hat, schätzt Momente der Ruhe und Entspannung. Die Nachmittage werden oft durch eine Siesta unterbrochen - ein kurzes Nickerchen, das es Körper und Geist erlaubt, sich zu erholen. Mit Zitrusbäumen geschmückte Innenhöfe werden zu ruhigen Orten der Kontemplation, und ruhige Momente auf sonnenüberfluteten Plätzen bieten eine Atempause von der Hektik des Alltags. Die Kunst des Ausruhens ist in der mediterranen Lebensweise verankert, denn man weiß, wie wichtig es ist, sowohl Körper als auch Geist zu pflegen.

Im Mittelmeerraum gehen Lebensstil und Kultur eine untrennbare Verbindung ein und schaffen ein nuanciertes Geflecht von Traditionen, die Generationen überdauern. Dieses Kapitel lädt Sie ein, in die komplizierten Details der mediterranen Lebensweise einzutauchen - ein Leben, das von Freude, Verbundenheit und einer tiefen Wertschätzung für die Schönheit, die uns umgibt, geprägt ist.

- **Feste und Rituale rund ums Essen**

Im Mittelmeerraum geht der Akt des gemeinsamen Essens über die bloße Nahrungsaufnahme hinaus - er wird zu einem traditionsreichen Fest, einem kulturellen Ausdruck und einem freudigen Ritual, das Gemeinschaften zusammenschweißt. Ziel dieses Kapitels ist es, die reiche Vielfalt an Festen und Ritualen rund um das Essen im Mittelmeerraum zu erforschen und die Bräuche, Geschmäcker und den Gemeinschaftsgeist, die diese festlichen Anlässe ausmachen, näher zu beleuchten.

1. Feste der Jahreszeiten: Erntedankfeiern und Feste:

Der Wechsel der Jahreszeiten läutet im Mittelmeerraum eine Reihe von Festen und Feiern ein. Von der Olivenernte im Herbst bis zu den Zitrusfesten im Winter bringt jede Jahreszeit eine Fülle von frischen Produkten hervor, die mit gemeinsamen Versammlungen, Musik und Tanz gefeiert werden. Diese Erntedankfeste sind nicht nur ein Zeichen für die Fülle der Natur, sondern auch eine Gelegenheit für Gemeinschaften, zusammenzukommen, traditionelle Gerichte zu teilen und ihre Dankbarkeit für die Gaben des Landes auszudrücken.

2. Ostern und Pasqua: Kulinarische Traditionen und Symbolik:

Ostern nimmt in den mediterranen Kulturen einen besonderen Platz ein, wobei jede Region ihre eigenen kulinarischen Traditionen und symbolträchtigen Gerichte in die Feierlichkeiten einfließen lässt. Vom süßen Aroma des Osterbrots bis hin zu den reichhaltigen Lammgerichten ist Pasqua eine Zeit, in der Familien zusammenkommen, um religiöse Rituale zu befolgen, ein festliches Mahl zu teilen und die Freude an der Erneuerung und Wiedergeburt zu teilen.

3. Hochzeiten und der kulinarische Wandteppich: Eine Vereinigung von Liebe und Geschmack:

Hochzeiten im Mittelmeerraum sind nicht nur Liebesbündnisse, sondern auch ein lebendiger Ausdruck kulinarischer Kunstfertigkeit. Üppige Festmahle mit regionalen Spezialitäten, aufwendigen Desserts und feierlichen Trinksprüchen sind fester Bestandteil dieser freudigen Anlässe. Der Zusammenschluss zweier Familien spiegelt sich in der Verschmelzung der Aromen wider, wodurch ein kulinarischer Wandteppich entsteht, der die Vielfalt und den Reichtum der mediterranen Küche widerspiegelt.

4. Namenstage und kulinarische Traditionen: Persönliche Feste und geteilte Genüsse:

Namenstage, die oft mit dem gleichen Enthusiasmus gefeiert werden wie Geburtstage, sind Gelegenheiten für Einzelpersonen, Versammlungen zu veranstalten und traditionelle Gerichte zu teilen. Diese Feiern sind eine Mischung aus persönlicher Freude und Gemeinschaftsgeist, bei denen Freunde und Familie zusammenkommen, um die Person zu ehren, Glückwünsche auszutauschen und ein Festmahl mit gemeinsamen Köstlichkeiten zu genießen.

5. Sommerfeste und Märkte unter freiem Himmel: Eine kulinarische Extravaganz:

Mit dem Sommer kommen auch die lebhaften Festivals und Open-Air-Märkte, die überall im Mittelmeerraum zu finden sind. Diese Veranstaltungen sind ein kulinarisches Spektakel mit Ständen voller frischer Produkte, lokaler Delikatessen und handwerklicher Erzeugnisse. Die Luft ist erfüllt vom Duft gegrillter Meeresfrüchte, vom Brutzeln des Olivenöls in den Pfannen und vom Lachen der Menschen, die zusammenkommen, um sich an den Freuden des Sommers zu erfreuen.

6. Die Kunst des Sonntagsmittagessens: Familie, Essen und Freizeit:

Das Sonntagsessen hat in der mediterranen Tradition einen hohen Stellenwert. Familien kommen zu einem gemütlichen Essen zusammen, das sich über Stunden hinzieht und von Lachen, Geschichten und dem Genuss gut zubereiteter Speisen geprägt ist. Es ist eine Zeit, in der sich das Leben verlangsamt und die Freude an gemeinsamen Momenten und der Genuss eines köstlichen, liebevoll zubereiteten Festmahls in den Vordergrund rückt.

Im Mittelmeerraum sind Feste und Rituale rund ums Essen nicht einfach nur Ereignisse - sie sind Ausdruck kultureller Identität, Momente gemeinsamer Freude und ein Zeugnis dafür, wie wichtig es ist, die Aromen des Lebens gemeinsam zu genießen. Dieses Kapitel lädt Sie ein, an den Festlichkeiten teilzunehmen, die kulinarischen Bräuche zu erkunden und den Gemeinschaftsgeist zu genießen, der diese Feste zu einem lebendigen und integralen Bestandteil der mediterranen Kultur macht.

- Traditionelle Kochtechniken

Die mediterrane Küche ist ein Ort, an dem kulinarische Traditionen nicht nur bewahrt, sondern durch altehrwürdige Kochtechniken zelebriert werden. Dieses Kapitel befasst sich mit der Kunstfertigkeit traditioneller Methoden, die die Gastronomie der Region geprägt haben und die jedem Gericht eine Tiefe des Geschmacks, der Textur und der kulturellen Bedeutung verleihen.

1. Holzbefeuerte Öfen: Herd der geschmacklichen Meisterschaft:

Holzöfen sind in der mediterranen Küche von zentraler Bedeutung und verkörpern eine kulinarische Tradition, die Jahrhunderte zurückreicht. Ob beim Backen von Brot, beim Rösten von Gemüse oder bei der Zubereitung von saftigem Fleisch - die sanfte Hitze und die rauchigen Nuancen der Holzöfen verleihen den Gerichten einen unverwechselbaren Geschmack und ein unverwechselbares Aroma und verleihen ihnen eine rustikale Perfektion.

2. **Keramische Tagines: Langsam köchelnde Eleganz:**

Die Tajine aus Keramik mit ihrem konischen Deckel und dem langsamen Garen bei niedriger Hitze ist in der mediterranen Küche ein Inbegriff von Eleganz und Präzision. Bei dieser Methode verschmelzen die Aromen und es entstehen Gerichte, in denen zartes Fleisch, kräftiges Gemüse und aromatische Gewürze zu einer Geschmackssymphonie verschmelzen, die die Geduld und Kunstfertigkeit des Kochs widerspiegelt.

3. **Grillen über offener Flamme: Versengende Perfektion:**

Grillen ist nicht nur eine Kochtechnik, es ist ein Fest der Einfachheit und der kühnen Aromen im Mittelmeerraum. Ob frische Meeresfrüchte, mariniertes Fleisch oder Gemüse, das von offenen Flammen geküsst wird - Grillen verleiht eine rauchige Essenz und eine herrliche Holzkohle und verwandelt die Zutaten in kulinarische Meisterwerke.

4. Das **Verhältnis in Olivenöl: Von der Ernte bis zum Glas:**

Die Kunst des Portionierens in Olivenöl ist eine zeitlose Technik, die tief im Mittelmeerraum verwurzelt ist. Ob sonnengetrocknete Tomaten, marinierte Oliven oder eingelegtes Gemüse - das Eintauchen von Zutaten in das flüssige Gold des Olivenöls verleiht nicht nur einen reichhaltigen, würzigen Geschmack, sondern bewahrt auch die Essenz der Ernte für die kommenden Jahreszeiten.

5. **Langsam kochen in Terrakotta: Die kulinarische Alchemie wird enthüllt:**

Terrakotta-Gefäße sind mit ihrer porösen Beschaffenheit das Sinnbild für das langsame Kochen im Mittelmeerraum. Von deftigen Eintöpfen bis hin zu köchelnden Soßen geben diese Gefäße langsam Feuchtigkeit ab und sorgen so dafür, dass sich die Aromen intensivieren und die Zutaten zu einem reichhaltigen, nuancierten Geschmacksteppich verschmelzen - ein Beweis für die kulinarische Alchemie, die in dieser alten Technik steckt.

6. **Die Fermentation: Die Magie der Mikroben:**

Die Fermentation, eine uralte Technik, verleiht den mediterranen Aromen Tiefe und Komplexität. Von würzigen Oliven bis hin zu probiotikareichem Joghurt - die Magie der Mikroben verwandelt die Zutaten und erschließt neue Dimensionen des Geschmacks und des Nährwerts. Diese traditionelle Methode konserviert nicht nur, sondern verbessert auch die gesunden Eigenschaften von Lebensmitteln.

In der mediterranen Küche sind traditionelle Kochtechniken nicht einfach nur Methoden - sie sind eine Verbindung zur Vergangenheit, eine Würdigung lokaler Zutaten und ein Zeugnis für das handwerkliche Können der Köche. Dieses Kapitel lädt Sie dazu ein, das kulinarische Erbe, das in diesen Techniken steckt, zu erkunden und die langsamen, bewussten Prozesse zu schätzen, die einfache Zutaten in die außergewöhnlichen Gerichte verwandeln, die den Reichtum der mediterranen Küche ausmachen.

- Einfluss der lokalen Märkte und der Saisonalität

Das pulsierende Herz der mediterranen Küche liegt in den pulsierenden Märkten und dem sich ständig verändernden Reigen der saisonalen Zutaten. Dieses Kapitel enthüllt den tiefgreifenden Einfluss der lokalen Märkte und der Saisonalität und untersucht, wie diese Elemente die kulinarische Landschaft der Region prägen, von den belebten Marktplätzen bis hin zu den sorgfältig hergestellten saisonalen Gerichten.

1. **Märkte als kulinarische Schauplätze: Ein Fest für die Sinne:**

Mittelmeermärkte sind mehr als nur Orte, an denen man Zutaten kaufen kann; sie sind lebendige Schauplätze, an denen die Sinne lebendig werden. Entdecken Sie das Kaleidoskop der Farben, die Symphonie der Klänge und die verlockenden Aromen, die diese geschäftigen Zentren des kulinarischen Austauschs kennzeichnen. Von den mit frischen Produkten beladenen Ständen bis hin zum Duft von Gewürzen, der durch die Luft weht, sind Märkte ein wesentlicher Bestandteil des kulinarischen Erlebnisses am Mittelmeer.

2. **Saisonale Palette: Der kulinarische Kalender der Natur:**

Der kulinarische Kalender im Mittelmeerraum ist von den wechselnden Jahreszeiten geprägt, die jeweils eine neue Palette von Zutaten in den Vordergrund rücken. Vom zarten Spargel im Frühling über die sonnenverwöhnten Tomaten im Sommer bis hin zum herzhaften Wurzelgemüse im Winter - die Jahreszeiten bestimmen nicht nur, was verfügbar ist, sondern auch, was auf dem mediterranen Teller im Mittelpunkt steht.

3. Landwirte und Fischer: Die Helden der Platte:

Die örtlichen Landwirte und Fischer sind die unbesungenen Helden der mediterranen Küche. Ihr Engagement bei der Kultivierung des Landes und der Ernte im Meer gewährleistet eine kontinuierliche Versorgung mit frischen, hochwertigen Zutaten. Tauchen Sie ein in die Geschichten derjenigen, die im Einklang mit der Natur arbeiten und die kulinarische Identität der Region mit einer Ernte und einem Fang nach dem anderen prägen.

4. Markt-zu-Tisch-Philosophie: Frische als kulinarisches Mantra:

Die Markt-zu-Tisch-Philosophie ist in der mediterranen Küche tief verwurzelt. Entdecken Sie, wie Chefköche und Hobbyköche gleichermaßen das Ethos der Verwendung frischer und saisonaler Produkte verinnerlicht haben. Dieses Engagement für Frische verbessert nicht nur den Geschmack, sondern fördert auch eine tiefe Verbundenheit mit dem Land und dem Meer.

5. Traditionelle saisonale Gerichte: Eine Symphonie der Geschmäcker:

Saisonalität ist nicht nur eine praktische Überlegung, sondern auch eine Quelle der Inspiration für die Zubereitung traditioneller Gerichte. Entdecken Sie die Kunstfertigkeit hinter Rezepten, die das Beste aus jeder Jahreszeit herausholen - sei es eine sommerliche Panzanella mit reifen Tomaten oder eine gemütliche Winterminestrone mit herzhaftem Wurzelgemüse. Diese Gerichte verkörpern die Essenz der sich ständig verändernden kulinarischen Landschaft des Mittelmeerraums.

6. Die Ernte vorportionieren: Von Marmelade bis Pickles:

Einmachtechniken, von der Herstellung von Marmeladen bis zum Einlegen von Gemüse, spielen eine entscheidende Rolle bei der Verlängerung der Haltbarkeit von saisonalen Produkten in Hülle und Fülle. Entdecken Sie, wie die mediterrane Tradition des Einmachens es ermöglicht, dass Aromen über die Hauptsaison hinaus erhalten bleiben und die Lebendigkeit des Sommers auch in den kälteren Monaten zu schmecken ist.

Im Mittelmeerraum ist der Einfluss lokaler Märkte und der Saisonalität mehr als nur ein kulinarischer Trend - es ist eine Lebenseinstellung. Dieses Kapitel lädt Sie dazu ein, über belebte Märkte zu schlendern, die sich ständig verändernden Aromen der Jahreszeiten zu genießen und die tiefe Verbindung zwischen dem Teller und den großzügigen Landschaften zu erkennen, die das reiche Gewebe der mediterranen Küche formen.

Kapitel 3: Das Geheimnis des Falvor-Profils

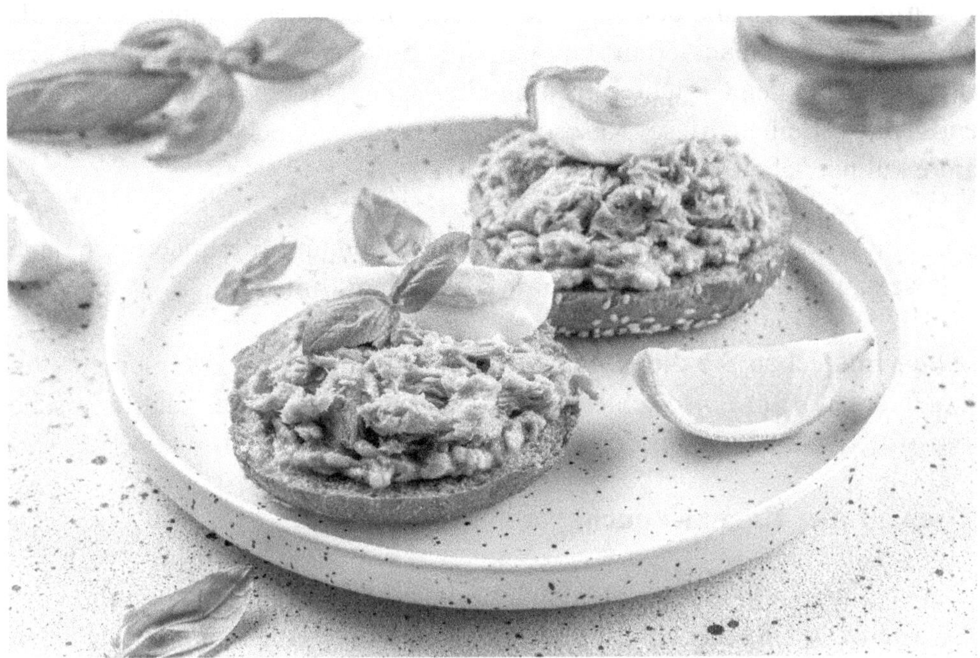

Die mediterrane Küche, die für ihre bemerkenswerte Geschmackstiefe berühmt ist, verdankt ihren schmackhaften Reiz zu einem großen Teil einer Symphonie von umamihaltigen Zutaten. Dieses Kapitel begibt sich auf eine geschmackliche Reise, enträtselt die Geheimnisse des Umami in der mediterranen Küche und taucht in die facettenreiche Welt der Zutaten ein, die zur kulinarischen Glückseligkeit der Region beitragen.

1. **Sonnenverwöhnte Tomaten: Die Umami-Bomben der Natur:**

Sonnenverwöhnte Tomaten, gebadet in der warmen Umarmung der mediterranen Sonne, sind ein grundlegendes Element des Umami in dieser Küche. Ob prall und frisch oder sonnengetrocknet, um ihre Essenz zu konzentrieren, Tomaten bilden das Rückgrat unzähliger Gerichte. Von kräftigen Nudelsaucen bis hin zu lebhaften Salaten - ihr umamireiches Profil verleiht ihnen einen Hauch von herzhaftem Genuss, der die Essenz der mediterranen Aromen ausmacht.

Die Sorten: Entdecken Sie die verschiedenen Tomatensorten, die in der Region angebaut werden, von der süßen San Marzano bis zur kräftigen Roma, von denen jede den mediterranen Gerichten ihre einzigartige Umami-Note verleiht.

Konservierungstechniken: Lernen Sie traditionelle Methoden der Tomatenkonservierung kennen, wie z. B. das Trocknen an der Sonne und das Einmachen in Dosen, die das Aroma intensivieren und den Geschmack des Sommers das ganze Jahr über bewahren.

2. Gereifte Käsesorten: Von der Schärfe zur Cremigkeit:

Gereifte Käsesorten wie Parmesan, Pecorino und Manchego gelten in der mediterranen Küche als ehrwürdige Wächter des Umami. Ihre nuancierten Aromen, die von scharf und würzig bis hin zu nussig und cremig reichen, verleihen den Gerichten Komplexität. Über Nudeln gerieben, in Salate eingelegt oder pur genossen, verleihen diese Käsesorten einen unverwechselbaren Umami-Charakter, der das gesamte kulinarische Erlebnis aufwertet.

Käsesorten: Entdecken Sie die vielfältige Welt der gereiften Käsesorten im Mittelmeerraum, jede mit ihrem eigenen Geschmacksprofil, Reifungsprozess und regionalem Einfluss.

Möglichkeiten der Paarung: Entdecken Sie die Kunst, gereifte Käsesorten mit komplementären Zutaten wie Honig, Nüssen und Früchten zu kombinieren, um harmonische Geschmackskombinationen zu schaffen, die auf den Geschmacksknospen tanzen.

3. Anchovis: Kleiner Fisch, großer Umami-Punch:

Sardellen, diese kleinen, aber mächtigen Fische, sind die unbesungenen Helden des Umami in der mediterranen Küche. Ob filetiert in Saucen, püriert in Dressings oder kunstvoll über Pizzen drapiert - Sardellen sorgen mit ihrer salzigen Intensität für einen kräftigen Umami-Kick. Ihre transformative Wirkung auf Gerichte, von der Verfeinerung von Nudelsaucen bis hin zur Aufwertung von Salaten, zeigt ihr Können als umamireiche Geschmacksverstärker.

Kulinarische Techniken: Entdecken Sie die traditionellen Zubereitungsmethoden und die Verwendung von Sardellen in mediterranen Gerichten, vom Pökeln bis zum Filetieren und darüber hinaus.

Kulinarische Kombinationen: Entdecken Sie die Vielseitigkeit von Sardellen in Kombination mit anderen umami-reichen Zutaten wie Oliven und Kapern, um verschiedenen Gerichten Tiefe und Komplexität zu verleihen.

4. Kalamata-Oliven: Salzige Happen des Umami-Himmels:

Kalamata-Oliven mit ihrer unverwechselbaren Mandelform und ihrem tiefvioletten Farbton sind nicht einfach nur eine Beilage - sie sind umami-reiche Geschmacksbomben. Von Salaten bis hin zu Eintöpfen ergänzen ihre salzigen und fruchtigen Noten eine Vielzahl von Gerichten und schaffen ein harmonisches Gleichgewicht, das die kulinarische Identität der Region ausmacht.

Kultivierung und Ernte: Gewinnen Sie einen Einblick in die Anbau- und Ernteverfahren der Kalamata-Oliven und erfahren Sie, wie diese Faktoren zur Intensität ihres Umami-Geschmacks beitragen.

Kulinarische Anwendungen: Entdecken Sie die vielfältigen kulinarischen Verwendungsmöglichkeiten von Kalamata-Oliven, von der Hauptrolle in klassischen griechischen Salaten bis hin zu Tapenaden und herzhaften Torten.

5. Kapern: Winzige Umami-Stars in der mediterranen Küche:

Kapern, diese kleinen, vor Geschmack strotzenden Blütenknospen, sind in der mediterranen Küche wie kleine Umami-Sterne. Ob über Salate gestreut, in Saucen eingearbeitet oder in Fischgerichten, Kapern verleihen den mediterranen Kreationen eine würzige, salzige Intensität, die das gesamte Geschmacksprofil aufwertet.

Kultivierung und Ernte: Lernen Sie die Anbau- und Erntetechniken von Kapern kennen und erfahren Sie, wie ihr einzigartiger Wachstumsprozess zu ihrem unverwechselbaren umami-reichen Geschmack beiträgt.

Regionale Variationen: Entdecken Sie, wie verschiedene Mittelmeerregionen Kapern in ihren kulinarischen Traditionen verwenden, und zeigen Sie die Vielseitigkeit dieser kleinen, aber wirkungsvollen Zutat.

6. Pilze: Erdiger Reichtum in jedem Bissen:

Pilze, ob wild gewachsen oder sorgfältig gezüchtet, verleihen mediterranen Gerichten einen erdigen Reichtum, der das Umami-Erlebnis verstärkt. Von Risottos bis hin zu herzhaften Torten verleihen Pilze mit ihrem ausgeprägten Geschmack und ihrer fleischigen Textur einer Vielzahl von Gerichten Tiefe und Komplexität und machen sie zu einer geschätzten umami-reichen Zutat im kulinarischen Repertoire der Region.

Wild vs. Kultiviert: Vergleichen Sie den Geschmack und die Eigenschaften von Wildpilzen wie Steinpilzen mit denen ihrer kultivierten Gegenstücke und erkunden Sie die Nuancen, die beide in mediterrane Gerichte einbringen.

Kulinarische Techniken: Entdecken Sie traditionelle und moderne Techniken für die Zubereitung von Pilzen in der mediterranen Küche, vom Sautieren bis zum Braten, die ihr Umami-Potenzial steigern.

Im Mittelmeerraum ist Umami nicht nur ein Geschmack, sondern eine gastronomische Reise durch ein reichhaltiges Geflecht von Zutaten, die auf dem Gaumen tanzen. Dieses Kapitel lädt Sie dazu ein, in die umamireichen Schätze der mediterranen Küche einzutauchen und die Tiefe,

Komplexität und das schiere kulinarische Glück zu genießen, das diese Zutaten auf den Tisch bringen.

- Ausgewogenheit von süßen und herzhaften Geschmacksrichtungen

Die mediterrane Küche, die für ihren komplizierten Tanz zwischen süßen und herzhaften Noten bekannt ist, spiegelt eine kulinarische Tradition wider, in der kontrastreiche Aromen nahtlos ineinander übergehen und eine Symphonie der Sinne schaffen, die jedes Gericht aufwertet. Dieses delikate Gleichgewicht, das der Gastronomie der Region eigen ist, ist eine Kunstform, die sich über Jahrhunderte entwickelt hat und in der verschiedene Zutaten und kulinarische Techniken zu einem harmonischen Ballett auf dem mediterranen Teller verschmelzen.

1. Früchte in pikanten Gerichten: Die süßen Kontraste der Natur:

In den sonnenverwöhnten Feldern des Mittelmeers ist die Verbindung von süßen Früchten mit herzhaften Gerichten ein Fest der Kontraste in der Natur. Feigenbäume bieten ihre Früchte an, um mit Prosciutto kombiniert zu werden, wobei sie eine süße, marmeladenartige Essenz abgeben, die die Salzigkeit des gepökelten Fleisches ergänzt. Granatapfelkerne, leuchtend und juwelenartig, finden ihren Weg in Salate und verleihen ihnen einen Hauch von Süße, der mit herzhaftem Grün tanzt. Aprikosen mit ihren goldenen Farbtönen verleihen Tagines ihre zarte Süße und schaffen eine Symphonie von Aromen, die sich mit jedem Bissen entfalten.

2. Honig und pikante Aufgüsse: Flüssiges Gold in jedem Bissen:

Honig, der oft als flüssiges Gold bezeichnet wird, durchzieht die mediterrane Küche und verwandelt herzhafte Gerichte in kulinarische Kostbarkeiten. Mit der Essenz von Thymian, Rosmarin oder Zitrusfrüchten versetzt, wird Honig zu einem Nektar, der den Geschmack von gebratenem Fleisch und gegrilltem Gemüse unterstreicht. Seine Viskosität und sein goldener Farbton verleihen ihm eine subtile Süße, die am Gaumen verweilt und ein sensorisches Erlebnis schafft, das über das Gewöhnliche hinausgeht.

3. Balsamico-Essig: Gealterte Eleganz in Balance:

Gealterter Balsamico-Essig, ein Produkt geduldiger Handwerkskunst, steht im Mittelpunkt der delikaten Choreographie des Zusammenspiels von süß und herzhaft. Sein komplexes Profil, angereichert durch jahrelange Reifung, ist ein Zeugnis der Kunstfertigkeit mediterraner Handwerker. Über frische Erdbeeren geträufelt, bildet er einen harmonischen Kontrast, der die Süße der Beeren hervorhebt. Zu einer samtigen Glasur reduziert, verleiht er Fleisch eine subtile Süße und schafft ein kulinarisches Meisterwerk, bei dem jede Note fein abgestimmt ist.

4. Mediterranes Gebäck: Süßes trifft auf herzhafte Eleganz:

Mediterranes Gebäck mit seinen flockigen Schichten und raffinierten Füllungen verkörpert die Fähigkeit der Region, die Grenzen zwischen süß und herzhaft zu verwischen. Feta und Honig werden zu Tanzpartnern in einer zarten Gebäckhülle und schaffen eine Verbindung kontrastreicher Aromen, die die Sinne betört. Diese kulinarische Kunstfertigkeit geht über die Grenzen hinaus, wobei jede Region ihre eigenen Variationen beisteuert, von den mit Nüssen gefüllten Köstlichkeiten der Baklava bis hin zu den honiggetränkten Reichtümern des Gebäcks.

5. Pikante Gewürze in Süßigkeiten: Eine duftende Fusion:

In den aromatischen Küchen des Mittelmeers tauchen Gewürze, die traditionell für herzhafte Gerichte reserviert sind, in das Reich der Süßigkeiten ein. Zimt, mit seiner warmen Umarmung, webt sich durch Baklava und verleiht jedem geschichteten Bissen eine duftende Süße. Kardamom, einst für pikante Reisgerichte reserviert, tanzt in Desserts mit und schafft eine sensorische Fusion, bei der Süßes und Pikantes miteinander verschmelzen. Schwarzer Pfeffer ist ein überraschender und köstlicher Pas de deux, der den Reichtum von Schokoladendesserts aufwertet und seine kulinarische Vielseitigkeit unter Beweis stellt.

6. Wein in der Küche: Eine Symphonie aus süßen und herzhaften Noten:

Wein, ein verehrter Begleiter bei mediterranen Festen, spielt eine doppelte Rolle bei der kulinarischen Darbietung. Als Reduktion in herzhaften Eintöpfen verleiht er eine subtile Süße, die die kräftigen Aromen von Fleisch ausgleicht. Als Begleiter von Süßspeisen verleiht er Saucen und Glasuren seine nuancierte Süße und sorgt dafür, dass jeder Schluck und jeder Bissen zu einer harmonischen Symphonie am Gaumen wird.

Im kulinarischen Ballett des Mittelmeers ist das Gleichgewicht zwischen süßen und salzigen Aromen nicht nur eine Technik, sondern eine Kunstform, die über Generationen hinweg verfeinert wurde. Die daraus resultierenden Kreationen sind nicht einfach nur Mahlzeiten, sondern Ausdruck einer kulturellen Identität, die den Reichtum der Vielfalt und die Harmonie in der Koexistenz scheinbar gegensätzlicher Geschmäcker schätzt.

- **Die Rolle des Säuregehalts in mediterranen Gerichten**

Säure ist wie ein heller Sonnenstrahl, der sich wie ein roter Faden durch die reiche mediterrane Küche zieht. Sie ist ein nuanciertes Element, das den Gerichten Ausgewogenheit, Tiefe und einen erfrischenden Pfiff verleiht und das Esserlebnis zu einer Sinfonie der Aromen macht. Im Herzen der mediterranen Küche ist Säure nicht nur eine Geschmacksrichtung, sondern ein kulinarischer Eckpfeiler, der gleichermaßen bereichert, kontrastiert und harmonisiert.

1. Eleganz der Zitrusfrüchte: Sonnenschein auf Schritt und Tritt:

Zitrusfrüchte mit ihren leuchtenden Farben und ihrer spritzigen Schale spielen die Hauptrolle, wenn es darum geht, mediterranen Gerichten eine saure Note zu verleihen. Von den Zitronenhainen Siziliens bis zu den Orangengärten Valencias verleiht die helle Säure der Zitrusfrüchte Salaten, Marinaden und Meeresfrüchtegerichten eine erfrischende Note. Die Kombination von Zitrone mit gegrilltem Fisch oder das Beträufeln von mit Orangen aromatisiertem Olivenöl über gebratenem Gemüse schafft eine Zitrussinfonie, die auf den Geschmacksknospen tanzt.

2. Essig-Sorten: Ein Essigballett in jedem Tropfen:

Essig ist mit seinen verschiedenen Sorten ein Virtuose in der mediterranen Küche, der eine subtile bis kräftige Säure beisteuert. Balsamico-Essig, der bis zur Perfektion gereift ist, verleiht Salaten und Reduktionen eine süße und würzige Komplexität. Rotweinessig, mit seinem kräftigen Charakter, verbindet sich nahtlos mit Olivenöl zu klassischen Vinaigrettes. Die sanfte Säure des Weißweinessigs hebt den Geschmack von eingelegtem Gemüse und delikaten Soßen hervor und unterstreicht die Vielseitigkeit dieses Grundnahrungsmittels.

3. Die Tomate: Die doppelte Natur des säurehaltigen Gemüses der Natur:

Tomaten sind ein kulinarisches Paradoxon, das die mediterrane Küche prägt: Sie sind gleichzeitig köstlich süß und von Natur aus sauer. Ob in Form von sonnengetrockneten Tomaten, die Nudelgerichten eine konzentrierte Säure verleihen, oder frischen Tomaten, die Salate aufpeppen - ihre doppelte Natur verleiht einer Vielzahl von Rezepten Tiefe und Komplexität. Die Säure in Tomaten ist nicht nur ein Geschmack, sondern ein grundlegender Baustein im Geschmacksprofil der mediterranen Gastronomie.

4. Joghurt und Labneh: Cremige Schärfe enthüllt:

Joghurt und Labneh verleihen mit ihrer cremigen Textur und ihrem würzigen Unterton sowohl herzhaften als auch süßen Gerichten eine angenehme Säure. Tzatziki, eine erfrischende Mischung aus Joghurt, Gurken und Kräutern, verleiht gegrilltem Fleisch eine kühlende Säure. Labneh, pürierter Joghurt, findet seinen Platz sowohl in herzhaften Dips als auch in süßen Desserts und verleiht ihnen einen unverwechselbaren Geschmack, der das kulinarische Gesamterlebnis steigert.

5. Eingelegte Köstlichkeiten: Die Essenz der Säure vorportionieren:

Eingelegtes Gemüse, das in Salzlake oder Essig eingelegt wird, ist ein Zeugnis der mediterranen Kunst der Portionierung und verleiht den Gerichten einen Hauch von Säure. Ob eingelegte Oliven, Artischocken oder Paprika - diese würzigen Köstlichkeiten dienen als lebendige Beilagen, die den Geschmack von Antipasti-Platten, Salaten und Mezze-Aufstrichen unterstreichen. Die Kunst des Einlegens ist nicht nur eine Konservierungsmethode, sondern ein Fest der Säure, das am Gaumen verweilt.

6. Wein und Säure: Ein Toast auf kulinarische Brillanz:

Wein, sowohl im Glas als auch in der Küche, verleiht mediterranen Gerichten eine nuancierte Säure, die ihre Aromen hervorhebt. Ein knackiger Weißwein, ob im Glas oder beim Kochen, verleiht Meeresfrüchten und Geflügelgerichten mehr Glanz. In Reduktionen und Saucen ergänzt die Säure des Rotweins die Reichhaltigkeit des Fleisches und schafft eine kulinarische Synergie, die die mediterrane Philosophie verkörpert, jedes Element in seinem vollen Umfang zu nutzen.

Im Mittelmeerraum geht die Rolle der Säure über den Geschmack hinaus - sie ist ein wesentlicher Bestandteil der kulinarischen Erzählung. Sie ist das Funkeln in einem erfrischenden Salat, das Rückgrat einer ausgewogenen Vinaigrette und die lebendige Note, die Gerichte zum Leben erweckt. Dieses Kapitel lädt Sie dazu ein, die spritzigen Nuancen zu genießen, die die Säure der mediterranen Küche verleiht, und sie als Schlüsselfigur in der kunstvollen Komposition der Aromen zu erkennen, die dieses gastronomische Meisterwerk ausmachen.

- **Texturvariationen erforschen**

Die mediterrane Küche, ein Mosaik aus Aromen und Texturen, lädt die Gäste auf eine taktile Odyssee ein, bei der jeder Bissen durch sein Mundgefühl eine Geschichte erzählt. Das Zusammenspiel der Texturen, vom knackigen Knacken des frischen Gemüses bis zur samtigen Geschmeidigkeit der mit Olivenöl getränkten Dips, macht das Essen zu einer multisensorischen Reise. In der mediterranen Küche ist die Textur nicht nur eine Sensation, sondern eine Kunstform, die jedem Gericht Tiefe, Faszination und eine Symphonie taktiler Genüsse verleiht.

1. Knusprig und knackig: Die Symphonie des frischen Gemüses:

Auf dem mediterranen Tisch wird die Kunst der Frische zelebriert, und nichts bringt dies besser zum Ausdruck als die knackige Textur von frischem Gemüse. Ob es das Knacken einer lebendigen Paprika, das erdige Knacken von Gurken oder das saftige Aufplatzen von Kirschtomaten ist, jeder Bissen bietet eine erfrischende Textursymphonie. Diese rohen, unverfälschten Texturen stehen im Mittelpunkt von Salaten, Mezze und Antipasti und bilden einen reizvollen Kontrast zu herzhafteren Komponenten.

2. Cremig und seidig: Dips und Aufstriche enthüllt:

Mediterrane Dips und Aufstriche, von samtigem Hummus bis zu cremigem Tzatziki, eröffnen eine Welt seidiger Texturen, die den Gaumen umschmeicheln. Die Geschmeidigkeit von Tahini, das mit Kichererbsen vermischt wird, oder der zarte Reichtum von Labneh verleihen Brot, Gemüse und gegrilltem Fleisch eine luxuriöse Dimension. Diese cremigen Texturen, die oft mit Olivenöl angereichert sind, heben das Esserlebnis und schaffen ein harmonisches Gleichgewicht mit kräftigen Aromen.

3. Flaumig und zart: Die Kunst des mediterranen Gebäcks:

Die Kunst des mediterranen Gebäcks liegt in der Fähigkeit, flockige Schichten mit zarten, geschmackvollen Füllungen zu verbinden. Ob es die zarten Falten des Phyllo-Teigs sind, die das süße Baklava umschließen, oder die reichhaltigen, buttrigen Schichten des Blätterteigs, die die herzhafte Spanakopita umhüllen - der Kontrast der Texturen schafft ein sensorisches Erlebnis, das sowohl genussvoll als auch befriedigend ist.

4. Röstig und nussig: Die mediterrane Liebe zu Nüssen:

Perfekt geröstete Nüsse verleihen mediterranen Gerichten eine geschmackliche Tiefe und einen herrlichen Knack. Ob über Salate gestreut, in Soßen gemischt oder in Desserts verwendet, die gerösteten und nussigen Texturen verleihen der kulinarischen Landschaft eine nuancierte Komplexität. Von der buttrigen Fülle der Pinienkerne bis zum erdigen Knacken der Mandeln - Nüsse sind nicht nur Zutaten, sondern auch Geschichtenerzähler.

5. Zäh und zahnig: Die Umarmung des Vollkorns:

Vollkorngetreide, das für seinen Nährstoffreichtum berühmt ist, verleiht mediterranen Gerichten eine zähe und schmackhafte Textur. Vom nussigen Biss des Farro in Salaten bis zum herzhaften Biss des Bulgur in Tabbouleh verleihen diese Körner Substanz und Tiefe. Bei der Verwendung von Vollkorn in der mediterranen Küche geht es nicht nur um die Gesundheit, sondern auch darum, das befriedigende Zusammenspiel der Texturen zu genießen, das sie auf den Tisch bringen.

6. Saftig und saftig: Meeresfrüchte und gegrilltes Fleisch:

Die ergiebigen Meere und sonnenverwöhnten Landschaften des Mittelmeers bieten eine Bühne für die Präsentation saftiger und saftiger Texturen bei Meeresfrüchten und gegrilltem Fleisch. Ob es die zarte Flockigkeit von gegrilltem Fisch, die Saftigkeit von gegrilltem Lamm oder die verkohlte Perfektion von Gemüse ist, der Grill verleiht eine rauchige Tiefe, die sowohl den Geschmack als auch die Textur verbessert. Diese texturelle Erkundung fängt die Essenz der mediterranen Einfachheit und Eleganz ein.

Im Mittelmeerraum ist das Erforschen von Texturvariationen keine kulinarische Technik - es ist eine Einladung, die Sinne auf eine taktile Reise mitzunehmen. Vom lebendigen Knacken frischen Gemüses über die seidige Geschmeidigkeit von Dips bis hin zum befriedigenden Kauen von Vollkornprodukten - jede Textur erzählt einen Teil der mediterranen Geschichte. Dieses Kapitel lädt Sie dazu ein, die vielfältigen taktilen Erfahrungen zu genießen, die die reiche und vielseitige Welt der mediterranen Küche ausmachen.

- Kulinarische Alchemie: Aromen in Harmonie vereinen

Im Herzen der mediterranen Küchen ist kulinarische Alchemie im Spiel - ein kunstvoller Tanz der Aromen, der jedes Gericht in eine harmonische Symphonie auf dem Gaumen verwandelt. Die kulinarische Tradition des Mittelmeers zeugt von der geschickten Balance zwischen süß und herzhaft, dem geschickten Spiel mit der Säure und der Erkundung verschiedener Texturen, indem sie Zutaten mit Raffinesse vereint. Dieses Kapitel enthüllt die Geheimnisse dieses alchemistischen Prozesses, bei dem die geschickten Hände der Köche Magie hervorzaubern, um ein sensorisches Erlebnis zu schaffen, das über das Gewöhnliche hinausgeht.

1. **Der Balanceakt: Süße und pikante Fusion:**

Die mediterrane Küche ist eine Bühne für einen delikaten Balanceakt, bei dem das Zusammenspiel von süßen und herzhaften Aromen mit Präzision orchestriert wird. Von der Honigglasur des gebratenen Gemüses bis zur Feigenfülle des Couscous ist jedes Gericht ein Zeugnis für die Kunst, gegensätzliche Geschmäcker in Einklang zu bringen. Bei dieser Fusion geht es nicht um gegensätzliche Kräfte, sondern darum, eine nahtlose Mischung zu schaffen, die das gesamte kulinarische Erlebnis aufwertet.

2. **Die Säure als Maestro: Eine Sinfonie der würzigen Noten:**

Ein erfahrener mediterraner Koch beherrscht die Säure wie ein Maestro und dirigiert eine Symphonie aus würzigen Noten, die jeden Bissen beleben. Ob es die helle Zitrusfrucht in Marinaden für Meeresfrüchte ist oder die subtile Säure von Balsamico-Reduktionen, die über reife Tomaten geträufelt werden - Säure ist nicht nur ein Geschmack, sondern ein Dirigent, der ein sensorisches Meisterwerk orchestriert.

3. **Textur-Kontrast: Das Spiel von Crunch und Creme:**

Die kulinarische Alchemie im Mittelmeerraum macht das Spiel der Texturen zu einem integralen Bestandteil. Der Kontrast von knackig und knusprig mit cremig und weich hebt die Gerichte in neue Höhen. Denken Sie an den samtigen Hummus, der mit gerösteten Pinienkernen bestreut ist, oder an die flockigen Schichten der Baklava vor dem cremigen Hintergrund des Joghurts - jeder Bissen ist ein Fest der texturellen Harmonie.

4. Aromatische Symphonie: Gewürze, Kräuter und duftende Öle:

Die aromatische Symphonie der mediterranen Küche ist das Ergebnis eines sorgfältig ausgewählten Ensembles von Gewürzen, Kräutern und duftenden Ölen. Von der warmen Umarmung des Zimts in Desserts bis zu den krautigen Noten des Oreganos in herzhaften Gerichten trägt jede Komponente zu einem duftenden Crescendo bei, das die Sinne betört. Olivenöl, das goldene Elixier, bindet alles zusammen und verleiht der Gesamtkomposition Reichtum und Tiefe.

5. Die Verbindung von Tradition und Innovation: Kulinarische Evolution:

Die kulinarische Alchemie im Mittelmeerraum ist eine Verbindung von Tradition und Innovation. Während die Köche altehrwürdige Rezepte in Ehren halten, machen sie sich den Geist der Evolution zu eigen, indem sie den klassischen Gerichten mit modernen Wendungen neues Leben einhauchen. Bei diesem alchemistischen Prozess geht es nicht darum, die Vergangenheit aufzugeben, sondern darum, die Tradition mit einer modernen Lebendigkeit zu verbinden, die den sich ständig verändernden Gaumen anspricht.

6. Der Teller als Leinwand: Visuelle Poesie in der Küche:

Die kulinarische Alchemie im Mittelmeerraum erstreckt sich nicht nur auf den Gaumen, sondern auch auf die visuelle Poesie der einzelnen Gerichte. Der Teller wird zu einer Leinwand, auf der Farben, Formen und Arrangements zur Gesamtästhetik beitragen. Kräftige Salate, geschichtete Mezze-Platten und sorgfältig präsentierte Meeresfrüchtegerichte sind nicht nur Nahrung - sie sind visuelle Festmahle, die mehrere Sinne in die alchemistische Erfahrung einbeziehen.

Im Mittelmeerraum ist die kulinarische Alchemie mehr als eine Fertigkeit - sie ist eine Philosophie, die die transformative Kraft der Aromen umarmt. Es geht darum, jeder Zutat das Beste zu entlocken und sie in perfekter Harmonie miteinander tanzen zu lassen. Dieses Kapitel lädt Sie dazu ein, in die Magie der kulinarischen Alchemie einzutauchen, bei der jedes Gericht ein Kunstwerk und jeder Bissen ein Moment der Sinnesverzauberung ist.

Kapitel 4:
Ein mediterraner Start in den Tag: Frühstücksrezepte

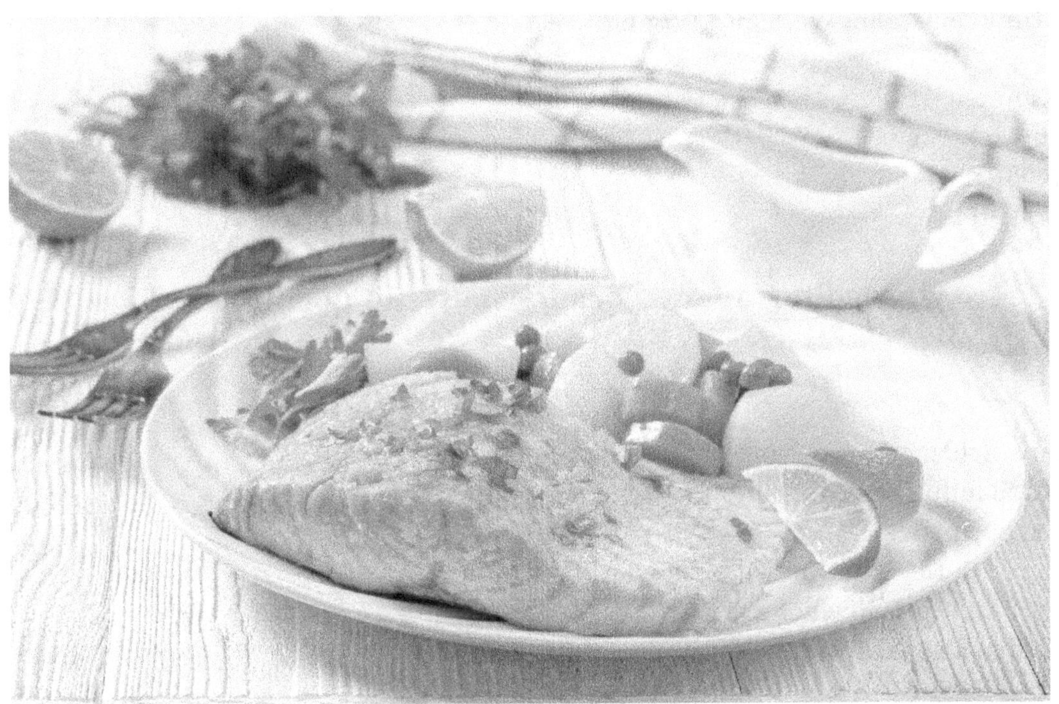

1. Mediterranes Veggie-Omelett

Zutaten:

- zwei große Eier
- eine viertel Tasse Kirschtomaten, halbiert
- zwei Esslöffel Feta-Käse, zerbröckelt
- zwei Esslöffel rote Zwiebeln, fein gehackt
- ein Esslöffel frische Petersilie, gehackt
- Gemahlener schwarzer Pfeffer und etwas Salz

Anweisungen:

1. Die Eier in einer Schüssel mit dem Schneebesen gut verquirlen.
2. Tomaten, Feta-Käse, rote Zwiebeln, Petersilie, Salz und Pfeffer unterrühren.
3. Die Mischung in eine frittiersichere Pfanne geben.
4. In der Heißluftfritteuse bei 175°C (350°F) acht bis zehn Minuten backen, bis das Omelett fest ist.

5. In Scheiben schneiden und servieren.

Dauer: acht bis zehn Minuten

Nährstoffe: (Ungefähre Werte pro Portion)

- Kalorien: 250
- Eiweiß: 18g
- Kohlenhydrate: 6g
- Fett: 16g

2. Mediterraner Avocado-Toast mit pochiertem Ei

Zutaten:

- eine Scheibe Vollkornbrot
- halbe reife Avocado, püriert
- ein pochiertes Ei
- ein Esslöffel Kirschtomaten, gewürfelt
- ein Teelöffel Olivenöl extra vergine
- Gemahlener schwarzer Pfeffer und etwas Salz

Anweisungen:

1. Das Vollkornbrot in der Heißluftfritteuse knusprig rösten.
2. Die pürierte Avocado auf das getoastete Brot streichen.
3. Mit einem pochierten Ei, gewürfelten Tomaten, Olivenöl, Salz und Pfeffer belegen.
4. Sofort servieren.

Dauer: fünf Minuten

Nährstoffe: (Ungefähre Werte pro Portion)

- Kalorien: 290
- Eiweiß: 12g
- Kohlenhydrate: 20g
- Fett: 19g

3. Mediterrane Frittata Cupfuls

Zutaten:

- vier große Eier
- eine viertel Tasse Kirschtomaten, gewürfelt
- zwei Esslöffel Kalamata-Oliven, in Scheiben geschnitten
- zwei Esslöffel rote Paprika, gewürfelt
- zwei Esslöffel Feta-Käse, zerbröckelt
- ein Esslöffel frischer Oregano, gehackt
- Gemahlener schwarzer Pfeffer und etwas Salz

Anweisungen:

1. Die Fritteuse auf 350°F (175°C) vorheizen.
2. Eier, Tomaten, Oliven, rote Paprika, Feta-Käse, Oregano, Salz und Pfeffer in einer Schüssel verquirlen.
3. Die Mischung in gefettete Silikonmuffinförmchen füllen.
4. Zehn bis zwölf Minuten an der Luft braten oder bis die Frittata-Tassen fest sind.
5. Vor dem Portionieren etwas abkühlen lassen.

Dauer: zehn bis zwölf Minuten

Nährstoffe: (Ungefähre Werte pro Portion)

- Kalorien: 180
- Eiweiß: 12g
- Kohlenhydrate: 4g
- Fett: 14g

4. Mediterranes Joghurt-Parfait

Zutaten:

- eine halbe Tasse griechischer Joghurt
- eine viertel Tasse Müsli
- eine viertel Tasse gemischte Beeren (Heidelbeeren, Erdbeeren, Himbeeren)
- ein Esslöffel Honig
- ein Esslöffel gehackte Nüsse (Mandeln, Walnüsse)

Anweisungen:

1. In einem Glas griechischen Joghurt, Granola und gemischte Beeren schichten und wiederholen.
2. Den Honig darüber träufeln.
3. Mit gehackten Nüssen bestreuen.
4. Gekühlt servieren.

Dauer: Kein Kochen erforderlich

Nährstoffe: (Ungefähre Werte pro Portion)

- Kalorien: 280
- Eiweiß: 15g
- Kohlenhydrate: 30g
- Fett: 12g

5. Mediterrane Shakshuka

Zutaten:

- ein Esslöffel Olivenöl
- halbe Zwiebel, fein gehackt
- eine Paprikaschote, gewürfelt
- zwei Knoblauchzehen, gehackt
- eine Dose (1 four oz) zerdrückte Tomaten
- ein Teelöffel gemahlener Kreuzkümmel
- ein Teelöffel geräucherter Paprika
- ein halber Teelöffel Chiliflocken (optional)
- Gemahlener schwarzer Pfeffer und etwas Salz
- zwei-vier Eier
- Feta-Käse und frische Petersilie zum Garnieren

Anweisungen:

1. In der Fritteuse Zwiebel, Paprika und Knoblauch in Olivenöl anbraten, bis sie weich sind.
2. Zerdrückte Tomaten, Kreuzkümmel, Paprika, Chiliflocken, Salz und Pfeffer hinzufügen. 5-7 Minuten köcheln lassen.
3. In die Tomatenmischung Vertiefungen eindrücken und Eier hineinschlagen.
4. Acht bis zehn Minuten in der Mikrowelle braten, bis die Eier nach Belieben gekocht sind.
5. Vor dem Servieren mit zerbröckeltem Feta und frischer Petersilie garnieren.

Dauer: fünfzehn Minuten

Nährstoffe: (Ungefähre Werte pro Portion)

- Kalorien: 200
- Eiweiß: 10g
- Kohlenhydrate: 15g
- Fett: 12g

6. Mediterrane Frühstücks-Burrito-Schüssel

Zutaten:

- eine halbe Tasse gekochte Quinoa
- eine viertel Tasse schwarze Bohnen, abgetropft und abgespült
- eine viertel Tasse Gurke, gewürfelt
- eine viertel Tasse Kirschtomaten, halbiert
- eine viertel Tasse Feta-Käse, zerkrümelt
- ein Esslöffel Kalamata-Oliven, in Scheiben geschnitten
- ein Esslöffel frische Minze, gehackt
- ein Esslöffel Tzatziki-Sauce

Anweisungen:

1. In einer Schüssel gekochte Quinoa, schwarze Bohnen, Gurken, Kirschtomaten, Fetakäse, Oliven und Minze schichten.
2. Mit Tzatziki-Sauce beträufeln.
3. Vorsichtig schwenken, um sie zu vermengen.
4. Sofort servieren.

Dauer: fünfzehn Minuten (für Quinoa)

Nährstoffe: (Ungefähre Werte pro Portion)

- Kalorien: 280
- Eiweiß: 12g
- Kohlenhydrate: 30g
- Fett: 12g

7. Mediterrane Muffins mit Spinat und Feta

Zutaten:

- zwei Tassen frischer Spinat, gehackt
- vier große Eier
- eine halbe Tasse Feta-Käse, zerkrümelt
- eine viertel Tasse sonnengetrocknete Tomaten, zerkleinert
- eine viertel Tasse rote Zwiebel, fein gehackt
- ein Teelöffel getrockneter Oregano
- Gemahlener schwarzer Pfeffer und etwas Salz

Anweisungen:

1. Die Fritteuse auf 350°F (175°C) vorheizen.
2. In einer Schüssel Eier, Spinat, Fetakäse, sonnengetrocknete Tomaten, rote Zwiebeln, Oregano, Salz und Pfeffer verquirlen.
3. Die Mischung in gefettete Silikonmuffinförmchen füllen.
4. Zwölf bis fünfzehn Minuten im Ofen backen oder bis die Muffins fest sind.
5. Vor dem Portionieren etwas abkühlen lassen.

Dauer: zwölf bis fünfzehn Minuten

Nährstoffe: (Ungefähre Werte pro Portion)

- Kalorien: 180
- Eiweiß: 14g
- Kohlenhydrate: 4g
- Fett: 12g

8. Mediterraner Frühstücks-Wrap

Zutaten:

- ein Vollkorn-Wrap
- zwei Eier, Rührei
- eine viertel Tasse Kirschtomaten, gewürfelt
- zwei Esslöffel Feta-Käse, zerbröckelt
- ein Esslöffel Kalamata-Oliven, in Scheiben geschnitten
- ein Esslöffel frisches Basilikum, gehackt

- Gemahlener schwarzer Pfeffer und etwas Salz

Anweisungen:

1. Den Vollkornwickel ein bis zwei Minuten in der Fritteuse erwärmen.
2. Den Wrap mit Rührei, Kirschtomaten, Feta-Käse, Oliven, Basilikum, Salz und Pfeffer füllen.
3. Rollen Sie den Wrap fest auf.
4. In zwei Hälften schneiden und servieren.

Dauer: zwei Minuten

Nährstoffe: (Ungefähre Werte pro Portion)

- Kalorien: 340
- Eiweiß: 18g
- Kohlenhydrate: 25g
- Fett: 18g

9. Mediterrane Bananenpfannkuchen

Zutaten:

- eine reife Banane, zerdrückt
- zwei Eier
- eine viertel Tasse Weizenvollkornmehl
- ein halber Teelöffel Backpulver
- ein viertel Teelöffel Zimt
- Griechischer Joghurt und frische Beeren als Topping

Anweisungen:

1. In einer Schüssel die Banane zerdrücken und die Eier unterrühren.
2. Weizenvollkornmehl, Backpulver und Zimt hinzufügen. Mischen, bis der Teig glatt ist.
3. Die Fritteuse auf 350°F (175°C) vorheizen.
4. Den Teig mit einem Löffel in die Pfannkuchenform im Frittierkorb geben.
5. Die Pfannkuchen 5-7 Minuten lang im Ofen backen, bis sie goldbraun sind.
6. Vor dem Servieren mit griechischem Joghurt und frischen Beeren belegen.

Dauer: 5-7 Minuten

Nährstoffe: (Ungefähre Werte pro Portion)

- Kalorien: 220
- Eiweiß: 10g
- Kohlenhydrate: 35g
- Fett: 6g

10. Mediterraner Chia-Samen-Pudding

Zutaten:

- eine viertel Tasse Chiasamen
- eine Tasse ungesüßte Mandelmilch
- ein halber Teelöffel Vanilleextrakt
- ein Esslöffel Honig
- zwei Esslöffel griechischer Joghurt
- Frisches Obst und Nüsse zum Bestreuen

Anweisungen:

1. Chiasamen, Mandelmilch, Vanilleextrakt und Honig in einer Schüssel vermischen.
2. Mindestens vier Stunden oder über Nacht in den Kühlschrank stellen, damit die Chiasamen die Flüssigkeit aufnehmen können.
3. Die Fritteuse auf 300°F (150°C) vorheizen.
4. Den griechischen Joghurt unterrühren und den Pudding in eine fritteusenfeste Form füllen.
5. 15-20 Minuten im Ofen backen oder bis der Pudding fest ist.
6. Vor dem Servieren mit frischem Obst und Nüssen garnieren.

Dauer: 15-20 Minuten

Nährstoffe: (Ungefähre Werte pro Portion)

- Kalorien: 180
- Eiweiß: 5g
- Kohlenhydrate: 25g
- Fett: 7g

11. Gefüllte Paprikaschoten zum mediterranen Frühstück

Zutaten:

- zwei Paprikaschoten, halbiert und entkernt
- vier große Eier
- eine viertel Tasse Kirschtomaten, gewürfelt
- zwei Esslöffel Feta-Käse, zerbröckelt
- ein Esslöffel schwarze Oliven, in Scheiben geschnitten
- ein Esslöffel frisches Basilikum, gehackt
- Gemahlener schwarzer Pfeffer und etwas Salz

Anweisungen:

1. Die Fritteuse auf 350°F (175°C) vorheizen.
2. Die Paprikahälften in den Korb der Fritteuse legen.
3. In jede Paprikahälfte ein Ei aufschlagen.
4. Mit Kirschtomaten, Feta-Käse, schwarzen Oliven, Basilikum, Salz und Pfeffer belegen.
5. Zwölf bis fünfzehn Minuten an der Luft braten oder bis die Eier nach Ihrem Geschmack gar sind.
6. Warm servieren.

Dauer: zwölf bis fünfzehn Minuten

Nährstoffe: (Ungefähre Werte pro Portion)

- Kalorien: 220
- Eiweiß: 14g
- Kohlenhydrate: 10g
- Fett: 14g

12. Mediterranes Süßkartoffel-Hasch

Zutaten:

- zwei mittelgroße Süßkartoffeln, geschält und gewürfelt
- zwei Esslöffel Olivenöl
- halbe rote Zwiebel, gewürfelt
- eine rote Paprikaschote, gewürfelt
- eine Zucchini, gewürfelt

- zwei Knoblauchzehen, gehackt
- ein Teelöffel geräucherter Paprika
- ein halber Teelöffel Kreuzkümmel
- Gemahlener schwarzer Pfeffer und etwas Salz
- vier Eier

Anweisungen:

1. Die Fritteuse auf 400°F (200°C) vorheizen.
2. Süßkartoffeln mit Olivenöl, Zwiebel, roter Paprika, Zucchini, Knoblauch, geräuchertem Paprika, Kreuzkümmel, Salz und Pfeffer vermischen.
3. 15-20 Minuten im Ofen braten oder bis die Süßkartoffeln weich sind.
4. In das Haschisch Vertiefungen machen und in jede Vertiefung ein Ei schlagen.
5. Weitere 5-7 Minuten an der Luft braten oder bis die Eier gar sind.
6. Heiß servieren.

Dauer: 20-27 Minuten

Nährstoffe: (Ungefähre Werte pro Portion)

- Kalorien: 280
- Eiweiß: 10g
- Kohlenhydrate: 30g
- Fett: 14g

13. Mediterrane Frühstücks-Quinoa-Schale

Zutaten:

- eine Tasse gekochte Quinoa
- eine viertel Tasse Hummus
- eine viertel Tasse Gurke, gewürfelt
- eine viertel Tasse Kirschtomaten, halbiert
- zwei Esslöffel Kalamata-Oliven, in Scheiben geschnitten
- zwei Esslöffel zerbröckelter Fetakäse
- Frische Petersilie zum Garnieren

Anweisungen:

1. In einer Schüssel gekochte Quinoa, Hummus, Gurken, Kirschtomaten, Oliven und Fetakäse schichten.

2. Mit frischer Petersilie garnieren.
3. Nach Belieben mit Olivenöl beträufeln.
4. Bei Zimmertemperatur servieren.

Dauer: fünfzehn Minuten (für Quinoa)

Nährstoffe: (Ungefähre Werte pro Portion)

- Kalorien: 320
- Eiweiß: 12g
- Kohlenhydrate: 35g
- Fett: 15g

14. Mediterrane Frühstückspizza

Zutaten:

- ein Vollkornfladenbrot oder Pita
- zwei Esslöffel Tomatensauce
- eine viertel Tasse Spinat, gehackt
- eine viertel Tasse Kirschtomaten, in Scheiben geschnitten
- zwei Esslöffel Feta-Käse, zerbröckelt
- ein Esslöffel schwarze Oliven, in Scheiben geschnitten
- ein Teelöffel getrockneter Oregano
- ein Ei

Anweisungen:

1. Die Heißluftfritteuse auf 190°C (375°F) vorheizen.
2. Tomatensauce auf dem Fladenbrot oder der Pita verteilen.
3. Mit Spinat, Kirschtomaten, Feta-Käse, schwarzen Oliven und getrocknetem Oregano belegen.
4. Ein Ei in die Mitte der Pizza schlagen.
5. Acht bis zehn Minuten an der Luft braten oder bis das Ei nach Belieben gekocht ist.
6. In Scheiben schneiden und servieren.

Dauer: acht bis zehn Minuten

Nährstoffe: (Ungefähre Werte pro Portion)

- Kalorien: 280

- Eiweiß: 15g
- Kohlenhydrate: 30g
- Fett: 12g

15. Mediterrane Egg Muffin Cupfuls

Zutaten:

- 6 große Eier
- eine viertel Tasse Kirschtomaten, gewürfelt
- eine viertel Tasse Babyspinat, gehackt
- zwei Esslöffel Feta-Käse, zerbröckelt
- ein Esslöffel rote Zwiebel, fein gehackt
- ein Esslöffel frischer Dill, gehackt
- Gemahlener schwarzer Pfeffer und etwas Salz

Anweisungen:

1. Die Fritteuse auf 350°F (175°C) vorheizen.
2. In einer Schüssel Eier, Tomaten, Spinat, Feta-Käse, rote Zwiebeln, Dill, Salz und Pfeffer verquirlen.
3. Die Mischung in gefettete Silikonmuffinförmchen füllen.
4. Zehn bis zwölf Minuten im Ofen backen oder bis die Muffinförmchen fest sind.
5. Vor dem Portionieren etwas abkühlen lassen.

Dauer: zehn bis zwölf Minuten

Nährstoffe: (Ungefähre Werte pro Portion)

- Kalorien: 150
- Eiweiß: 12g
- Kohlenhydrate: 3g
- Fett: 10g

16. Mediterrane Frühstücksburritos

Zutaten:

- zwei Vollkorntortillas
- vier große Eier, Rührei

- eine viertel Tasse schwarze Bohnen, abgetropft und abgespült
- zwei Esslöffel Kirschtomaten, gewürfelt
- zwei Esslöffel Feta-Käse, zerbröckelt
- ein Esslöffel Kalamata-Oliven, in Scheiben geschnitten
- Frischer Koriander zum Garnieren

Anweisungen:

1. In einer Pfanne die Eier verrühren, bis sie gar sind.
2. Die Tortillas in der Heißluftfritteuse ein bis zwei Minuten aufwärmen.
3. Jede Tortilla mit Rührei, schwarzen Bohnen, Kirschtomaten, Feta-Käse und Oliven füllen und mit frischem Koriander garnieren.
4. Die Burritos aufrollen und servieren.

Dauer: zwei Minuten

Nährstoffe: (Ungefähre Werte pro Portion)

- Kalorien: 320
- Eiweiß: 18g
- Kohlenhydrate: 25g
- Fett: 16g

17. Mediterrane Haferflocken mit Joghurt über Nacht

Zutaten:

- eine halbe Tasse Haferflocken
- eine halbe Tasse ungesüßte Mandelmilch
- eine viertel Tasse griechischer Joghurt
- ein Esslöffel Chiasamen
- eine viertel Tasse gemischte Beeren (Heidelbeeren, Erdbeeren, Himbeeren)
- ein Esslöffel Honig
- ein Esslöffel gehackte Mandeln

Anweisungen:

1. Haferflocken, Mandelmilch, griechischen Joghurt und Chiasamen in ein Glas geben und gut vermischen.
2. Über Nacht in den Kühlschrank stellen.
3. Morgens mit gemischten Beeren, Honig und gehobelten Mandeln garnieren.

4. Vor dem Portionieren umrühren.

Dauer: Kein Kochen erforderlich (über Nacht)

Nährstoffe: (Ungefähre Werte pro Portion)

- Kalorien: 280
- Eiweiß: 10g
- Kohlenhydrate: 40g
- Fett: 10g

18. Mediterrane Frittata mit Zucchini und Ziegenkäse

Zutaten:

- vier große Eier
- eine mittelgroße Zucchini, gerieben
- zwei Esslöffel Ziegenkäse, zerkrümelt
- ein Esslöffel frisches Basilikum, gehackt
- ein Esslöffel Pinienkerne
- Gemahlener schwarzer Pfeffer und etwas Salz

Anweisungen:

1. Die Fritteuse auf 350°F (175°C) vorheizen.
2. In einer Schüssel Eier, geriebene Zucchini, Ziegenkäse, Basilikum, Pinienkerne, Salz und Pfeffer miteinander verquirlen.
3. Die Mischung in eine frittiersichere Form geben.
4. Zwölf bis fünfzehn Minuten im Ofen backen, bis die Frittata fest ist.
5. Vor dem Portionieren etwas abkühlen lassen.

Dauer: zwölf bis fünfzehn Minuten

Nährstoffe: (Ungefähre Werte pro Portion)

- Kalorien: 200
- Eiweiß: 14g
- Kohlenhydrate: 5g
- Fett: 14g

19. Mediterrane Chia-Samen-Smoothie-Schale

Zutaten:

- eine viertel Tasse Chiasamen
- eine Tasse ungesüßte Mandelmilch
- halbe gefrorene Banane
- eine halbe Tasse gefrorene gemischte Beeren
- eine viertel Tasse griechischer Joghurt
- ein Esslöffel Honig
- Belag: Kiwi in Scheiben, Granola, Kokosraspeln

Anweisungen:

1. Chiasamen und Mandelmilch in einer Schüssel mischen. Mindestens vier Stunden oder über Nacht in den Kühlschrank stellen.
2. Gefrorene Banane, gefrorene Beeren, griechischen Joghurt und Honig in einen Mixer geben. Pürieren, bis alles glatt ist.
3. Den Smoothie in die Chiasamenmischung gießen und umrühren.
4. Mit in Scheiben geschnittener Kiwi, Granola und Kokosraspeln belegen.
5. Gekühlt servieren.

Dauer: Kein Kochen erforderlich (Chiasamen über Nacht einweichen)

Nährstoffe: (Ungefähre Werte pro Portion)

- Kalorien: 320
- Eiweiß: 10g
- Kohlenhydrate: 40g
- Fett: 14g

20. Mediterrane gebackene Eier mit Spinat und Tomaten

Zutaten:

- zwei große Eier
- eine Tasse Babyspinat
- eine halbe Tasse Kirschtomaten, halbiert
- ein Esslöffel Feta-Käse, zerbröckelt
- ein Esslöffel frischer Dill, gehackt

- ein Teelöffel Olivenöl
- Gemahlener schwarzer Pfeffer und etwas Salz

Anweisungen:

1. Die Heißluftfritteuse auf 190°C (375°F) vorheizen.
2. In einer kleinen Auflaufform Babyspinat, Kirschtomaten und Feta-Käse schichten.
3. Die Eier aufschlagen und darauf achten, dass das Eigelb intakt ist.
4. Mit Olivenöl beträufeln und mit frischem Dill, Salz und Pfeffer bestreuen.
5. Zehn bis zwölf Minuten an der Luft braten oder bis das Eiweiß fest ist.
6. Heiß servieren.

Dauer: zehn bis zwölf Minuten

Nährstoffe: (Ungefähre Werte pro Portion)

- Kalorien: 220
- Eiweiß: 14g
- Kohlenhydrate: 10g
- Fett: 14g

21. Mediterranes Frühstück mit gefüllten Champignons

Zutaten:

- vier große Portobello-Pilze, ohne Stiele
- vier große Eier
- eine viertel Tasse Kirschtomaten, gewürfelt
- zwei Esslöffel Feta-Käse, zerbröckelt
- ein Esslöffel schwarze Oliven, in Scheiben geschnitten
- ein Esslöffel frisches Basilikum, gehackt
- Gemahlener schwarzer Pfeffer und etwas Salz

Anweisungen:

1. Die Heißluftfritteuse auf 190°C (375°F) vorheizen.
2. Champignons in den Korb der Fritteuse legen.
3. In jede Pilzkappe ein Ei aufschlagen.
4. Mit Kirschtomaten, Feta-Käse, schwarzen Oliven, Basilikum, Salz und Pfeffer belegen.
5. Zwölf bis fünfzehn Minuten an der Luft braten oder bis die Eier nach Ihrem Geschmack gar sind.

6. Warm servieren.

Dauer: zwölf bis fünfzehn Minuten

Nährstoffe: (Ungefähre Werte pro Portion)

- Kalorien: 200
- Eiweiß: 14g
- Kohlenhydrate: 8g
- Fett: 12g

22. Mediterraner Frühstückswrap mit Ei und Spinat

Zutaten:

- ein Vollkorn-Wrap
- zwei große Eier, verrührt
- eine halbe Tasse Babyspinat
- zwei Esslöffel sonnengetrocknete Tomaten, zerkleinert
- ein Esslöffel Feta-Käse, zerbröckelt
- ein Teelöffel Olivenöl
- Gemahlener schwarzer Pfeffer und etwas Salz

Anweisungen:

1. Den Vollkornwickel ein bis zwei Minuten in der Fritteuse erwärmen.
2. Den Wrap mit Rührei, Babyspinat, sonnengetrockneten Tomaten, Feta-Käse, Olivenöl, Salz und Pfeffer füllen.
3. Rollen Sie den Wrap fest auf.
4. In zwei Hälften schneiden und servieren.

Dauer: zwei Minuten

Nährstoffe: (Ungefähre Werte pro Portion)

- Kalorien: 320
- Eiweiß: 18g
- Kohlenhydrate: 25g
- Fett: 18g

23. Mediterrane Frühstücks-Couscous-Schale

Zutaten:

- eine halbe Tasse gekochter Couscous
- eine viertel Tasse Kichererbsen, abgetropft und abgespült
- eine viertel Tasse Gurke, gewürfelt
- zwei Esslöffel Kirschtomaten, halbiert
- zwei Esslöffel zerbröckelter Fetakäse
- ein Esslöffel Kalamata-Oliven, in Scheiben geschnitten
- ein Esslöffel frische Minze, gehackt
- ein Esslöffel Balsamico-Vinaigrette

Anweisungen:

1. In einer Schüssel gekochten Couscous, Kichererbsen, Gurken, Kirschtomaten, Feta-Käse, Oliven und Minze schichten.
2. Mit Balsamico-Vinaigrette beträufeln.
3. Vorsichtig durchschwenken, um sie zu vermengen.
4. Bei Zimmertemperatur servieren.

Dauer: fünfzehn Minuten (für Couscous)

Nährstoffe: (Ungefähre Werte pro Portion)

- Kalorien: 280
- Eiweiß: 10g
- Kohlenhydrate: 35g
- Fett: 12g

24. Mediterrane Frühstücks-Polenta-Quadrate

Zutaten:

- eine Tasse Polenta, gekocht und abgekühlt
- zwei Esslöffel Oliven-Tapenade
- eine viertel Tasse Kirschtomaten, gewürfelt
- zwei Esslöffel Feta-Käse, zerbröckelt
- ein Esslöffel frische Petersilie, gehackt
- Gemahlener schwarzer Pfeffer und etwas Salz

Anweisungen:

1. Die Heißluftfritteuse auf 190°C (375°F) vorheizen.
2. Die gekochte Polenta in Quadrate schneiden.
3. Oliven-Tapenade auf jedes Polenta-Quadrat streichen.
4. Mit Kirschtomaten, Feta-Käse, Petersilie, Salz und Pfeffer belegen.
5. Acht bis zehn Minuten an der Luft braten, bis die Ränder knusprig sind.
6. Warm servieren.

Dauer: acht bis zehn Minuten

Nährstoffe: (Ungefähre Werte pro Portion)

- Kalorien: 220
- Eiweiß: 6g
- Kohlenhydrate: 35g
- Fett: 7g

25. Mediterrane Frühstücks-Quiche Cupfuls

Zutaten:

- vier große Eier
- eine viertel Tasse Kirschtomaten, gewürfelt
- eine viertel Tasse Babyspinat, gehackt
- zwei Esslöffel Feta-Käse, zerbröckelt
- ein Esslöffel rote Zwiebel, fein gehackt
- ein Esslöffel frischer Oregano, gehackt
- Gemahlener schwarzer Pfeffer und etwas Salz

Anweisungen:

1. Die Fritteuse auf 350°F (175°C) vorheizen.
2. In einer Schüssel Eier, Tomaten, Spinat, Feta-Käse, rote Zwiebel, Oregano, Salz und Pfeffer verquirlen.
3. Die Mischung in gefettete Silikonmuffinförmchen füllen.
4. Zehn bis zwölf Minuten an der Luft frittieren oder bis die Quiche-Tassen fest sind.
5. Vor dem Portionieren etwas abkühlen lassen.

Dauer: zehn bis zwölf Minuten

Nährstoffe: (Ungefähre Werte pro Portion)

- Kalorien: 150
- Eiweiß: 12g
- Kohlenhydrate: 3g
- Fett: 10g

Kapitel 5:
Entfesseln Sie köstliche Mittagessen

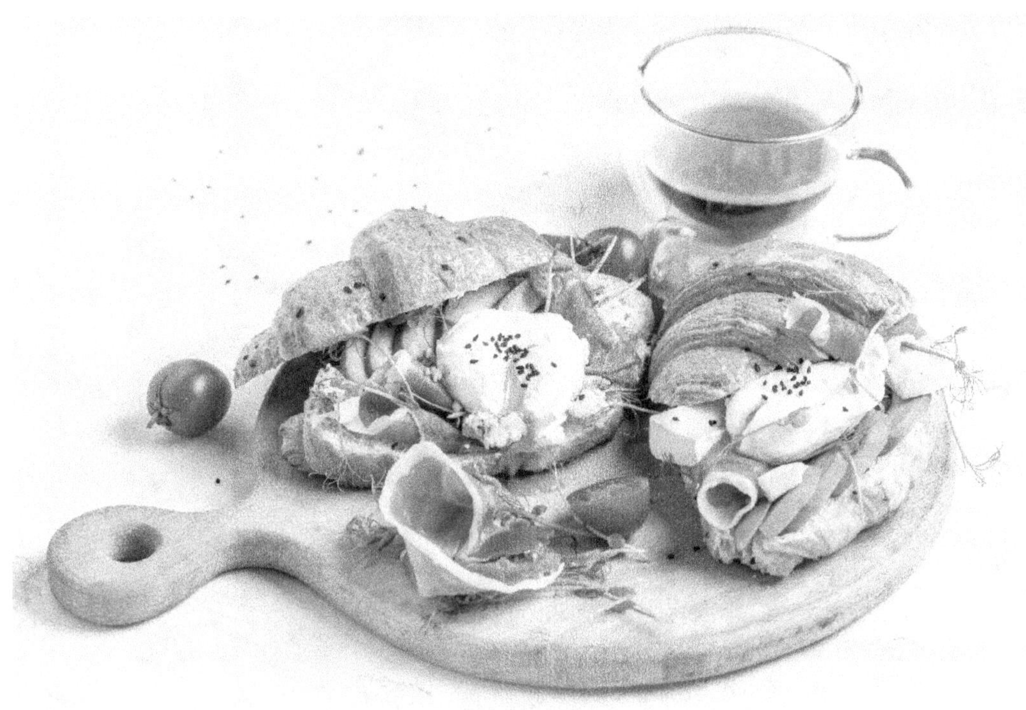

26. Mediterrane Hähnchenspieße mit Tzatziki-Soße

Zutaten:

- ein Pfund (450 g) Hähnchenbrust ohne Knochen und Haut, in Würfel geschnitten
- ein Esslöffel Olivenöl
- ein Teelöffel getrockneter Oregano
- ein Teelöffel geräucherter Paprika
- ein halber Teelöffel Knoblauchpulver
- Gemahlener schwarzer Pfeffer und etwas Salz

Anweisungen:

1. In einer Schüssel die Hähnchenwürfel mit Olivenöl, Oregano, geräuchertem Paprika, Knoblauchpulver, Salz und Pfeffer vermengen.
2. Das Hähnchen auf Spieße stecken.
3. Die Heißluftfritteuse auf 190°C (375°F) vorheizen.

4. Zwölf bis fünfzehn Minuten an der Luft braten, dabei nach der Hälfte der Zeit wenden, bis das Huhn durchgebraten ist.
5. Mit Tzatziki-Sauce servieren.

Dauer: zwölf bis fünfzehn Minuten

Nährstoffe: (Ungefähre Werte pro Portion)

- Kalorien: 220
- Eiweiß: 25g
- Kohlenhydrate: 1g
- Fett: 13g

27. Gefüllte mediterrane Paprikaschoten

Zutaten:

- vier Paprikaschoten, halbiert und entkernt
- eine Tasse gekochte Quinoa
- eine Dose Kichererbsen, abgetropft und abgespült (1,5 g)
- eine Tasse Kirschtomaten, gewürfelt
- eine halbe Tasse Feta-Käse, zerbröckelt
- eine viertel Tasse Kalamata-Oliven, in Scheiben geschnitten
- ein Esslöffel frische Petersilie, gehackt
- ein Esslöffel Olivenöl
- Gemahlener schwarzer Pfeffer und etwas Salz

Anweisungen:

1. Quinoa, Kichererbsen, Kirschtomaten, Feta-Käse, Oliven, Petersilie, Olivenöl, Salz und Pfeffer in einer Schüssel mischen.
2. Die Heißluftfritteuse auf 190°C (375°F) vorheizen.
3. Füllen Sie jede Paprikahälfte mit der Quinoamischung.
4. 15-18 Minuten an der Luft braten, bis die Paprikaschoten weich sind.
5. Warm servieren.

Dauer: 15-18 Minuten

Nährstoffe: (Ungefähre Werte pro Portion)

- Kalorien: 280

- Eiweiß: 10g
- Kohlenhydrate: 35g
- Fett: 12g

28. Mediterrane Falafel-Schale

Zutaten:

- eine Dose (fünfzehn Unzen) Kichererbsen, abgetropft und abgespült
- halbe rote Zwiebel, gehackt
- zwei Knoblauchzehen, gehackt
- eine viertel Tasse frische Petersilie, gehackt
- ein Teelöffel gemahlener Kreuzkümmel
- ein Teelöffel gemahlener Koriander
- ein halber Teelöffel Backpulver
- Gemahlener schwarzer Pfeffer und etwas Salz
- ein Esslöffel Olivenöl
- vier Tassen gemischtes Grünzeug
- eine Salatgurke, in Scheiben geschnitten
- eine Tasse Kirschtomaten, halbiert
- eine viertel Tasse Feta-Käse, zerkrümelt
- Tzatziki-Sauce für die Portion

Anweisungen:

1. Kichererbsen, rote Zwiebeln, Knoblauch, Petersilie, Kreuzkümmel, Koriander, Backpulver, Salz und Pfeffer in einer Küchenmaschine zu einem Teig verarbeiten.
2. Die Heißluftfritteuse auf 190°C (375°F) vorheizen.
3. Den Teig zu Falafelbällchen formen und mit Olivenöl bestreichen.
4. In der Luft 15-18 Minuten frittieren, dabei nach der Hälfte der Zeit wenden, bis sie goldbraun sind.
5. Schüsseln mit gemischtem Grün, Gurken, Kirschtomaten, Falafel und Feta-Käse anrichten.
6. Vor dem Servieren mit Tzatziki-Sauce beträufeln.

Dauer: 15-18 Minuten

Nährstoffe: (Ungefähre Werte pro Portion)

- Kalorien: 320
- Eiweiß: 12g

- Kohlenhydrate: 40g
- Fett: 14g

29. Mediterraner Lachs mit Zitrone und Dill

Zutaten:

- vier Lachsfilets
- zwei Esslöffel Olivenöl
- eine Zitrone, in Scheiben geschnitten
- zwei Knoblauchzehen, gehackt
- ein Teelöffel getrockneter Dill
- Gemahlener schwarzer Pfeffer und etwas Salz

Anweisungen:

1. Die Heißluftfritteuse auf 190°C (375°F) vorheizen.
2. Die Lachsfilets in einen mit Pergament ausgelegten Frittierkorb legen.
3. Mit Olivenöl beträufeln, mit gehacktem Knoblauch, getrocknetem Dill, Salz und Pfeffer bestreuen.
4. Jedes Filet mit Zitronenscheiben belegen.
5. Zwölf bis fünfzehn Minuten an der Luft braten, bis der Lachs durchgebraten ist.
6. Mit einer Beilage aus mediterranem Gemüse Ihrer Wahl servieren.

Dauer: zwölf bis fünfzehn Minuten

Nährstoffe: (Ungefähre Werte pro Portion)

- Kalorien: 300
- Eiweiß: 25g
- Kohlenhydrate: 2g
- Fett: 20g

30. Mediterraner Quinoa-Salat mit gegrillter Garnele

Zutaten:

- eine Tasse gekochte Quinoa
- ein Pfund (450 g) große Garnelen, geschält und entdarmt
- zwei Esslöffel Olivenöl

- ein Teelöffel getrockneter Oregano
- ein Teelöffel geräucherter Paprika
- ein halber Teelöffel Knoblauchpulver
- Gemahlener schwarzer Pfeffer und etwas Salz
- eine Salatgurke, gewürfelt
- eine Tasse Kirschtomaten, halbiert
- eine viertel Tasse rote Zwiebel, fein gehackt
- eine viertel Tasse Feta-Käse, zerkrümelt
- eine viertel Tasse Kalamata-Oliven, in Scheiben geschnitten
- Frische Petersilie zum Garnieren
- Zitronenspalten zum Portionieren

Anweisungen:

1. In einer Schüssel die Garnelen mit Olivenöl, Oregano, geräuchertem Paprika, Knoblauchpulver, Salz und Pfeffer vermengen.
2. Die Heißluftfritteuse auf 190°C (375°F) vorheizen.
3. Die Garnelen in der Fritteuse 6-8 Minuten grillen, nach der Hälfte der Zeit wenden, bis sie gar sind.
4. In einer großen Schüssel Quinoa, Gurken, Kirschtomaten, rote Zwiebeln, Feta-Käse und Oliven vermengen.
5. Den Quinoa-Salat mit gegrillten Garnelen belegen.
6. Mit frischer Petersilie garnieren und mit Zitronenspalten servieren.

Dauer: 6-8 Minuten

Nährstoffe: (Ungefähre Werte pro Portion)

- Kalorien: 320
- Eiweiß: 25g
- Kohlenhydrate: 20g
- Fett: 15g

31. Mediterrane Veggie-Pizza mit Vollkornkruste

Zutaten:

- eine Vollkornpizzakruste
- eine viertel Tasse Tomatensauce
- eine halbe Tasse Kirschtomaten, halbiert

- eine viertel Tasse rote Paprika, in Scheiben geschnitten
- eine viertel Tasse gelbe Paprika, in Scheiben geschnitten
- eine viertel Tasse rote Zwiebel, in dünne Scheiben geschnitten
- eine viertel Tasse Kalamata-Oliven, in Scheiben geschnitten
- eine viertel Tasse Feta-Käse, zerkrümelt
- ein Esslöffel Olivenöl
- ein Teelöffel getrockneter Oregano

Anweisungen:

1. Die Heißluftfritteuse auf 190°C (375°F) vorheizen.
2. Tomatensauce auf dem Vollkornpizzateig verteilen.
3. Mit Kirschtomaten, roter und gelber Paprika, roten Zwiebeln, Kalamata-Oliven und Feta-Käse belegen.
4. Mit Olivenöl beträufeln und mit getrocknetem Oregano bestreuen.
5. Acht bis zehn Minuten frittieren, bis die Kruste knusprig ist und der Belag erhitzt ist.
6. In Scheiben schneiden und servieren.

Dauer: acht bis zehn Minuten

Nährstoffe: (Ungefähre Werte pro Portion)

- Kalorien: 280
- Eiweiß: 10g
- Kohlenhydrate: 35g
- Fett: 12g

32. Mediterrane Putenfrikadellen

Zutaten:

- ein Pfund (450 g) Putenhackfleisch
- eine viertel Tasse Semmelbrösel
- eine viertel Tasse rote Zwiebel, fein gehackt
- eine viertel Tasse Feta-Käse, zerkrümelt
- eine viertel Tasse Kalamata-Oliven, gehackt
- ein Teelöffel getrockneter Oregano
- Gemahlener schwarzer Pfeffer und etwas Salz
- Vollkorn-Burgerbrötchen
- Tzatziki-Sauce für den Belag

- Salat, Tomate und rote Zwiebel zum Garnieren

Anweisungen:

1. In einer Schüssel Truthahnhackfleisch, Semmelbrösel, rote Zwiebel, Fetakäse, Oliven, Oregano, Salz und Pfeffer vermischen.
2. Die Mischung zu Burger-Patties formen.
3. Die Heißluftfritteuse auf 190°C (375°F) vorheizen.
4. Die Putenburger zwölf bis fünfzehn Minuten lang in der Luft braten, dabei nach der Hälfte der Zeit wenden, bis sie durchgebraten sind.
5. Die Vollkornbrötchen in der Heißluftfritteuse ein bis zwei Minuten toasten.
6. Die Burger mit Salat, Tomaten, roten Zwiebeln und einem Klecks Tzatziki-Sauce anrichten.

Dauer: zwölf bis fünfzehn Minuten (Burger) + ein bis zwei Minuten (Brötchen)

Nährstoffe: (Ungefähre Werte pro Portion)

- Kalorien: 320
- Eiweiß: 25g
- Kohlenhydrate: 25g
- Fett: 14g

33. Mediterraner Auberginen-Parmesan

Zutaten:

- eine große Aubergine, in Scheiben geschnitten
- eine Tasse Vollkornbrösel
- zwei Eier, verquirlt
- eine Tasse Marinarasauce
- eine halbe Tasse Mozzarella-Käse, zerkleinert
- eine viertel Tasse Parmesankäse, gerieben
- Frisches Basilikum zum Garnieren

Anweisungen:

1. Auberginenscheiben in verquirlte Eier tauchen, dann mit Vollkornsemmelbröseln bestreuen.
2. Die Heißluftfritteuse auf 190°C (375°F) vorheizen.

3. Die Auberginenscheiben zehn bis zwölf Minuten lang an der Luft braten, dabei nach der Hälfte der Zeit wenden, bis sie goldbraun sind.
4. In einer Auflaufform Marinara-Soße, luftgetrocknete Auberginen, Mozzarella und Parmesankäse schichten.
5. Weitere 5-7 Minuten an der Luft braten, bis der Käse geschmolzen ist und Blasen wirft.
6. Vor dem Servieren mit frischem Basilikum garnieren.

Dauer: zehn bis zwölf Minuten (Aubergine) + 5 bis 7 Minuten (Montage)

Nährstoffe: (Ungefähre Werte pro Portion)

- Kalorien: 280
- Eiweiß: 12g
- Kohlenhydrate: 30g
- Fett: 14g

34. Gefüllte Paprikaschoten mit mediterranen Linsen und Gemüse

Zutaten:

- vier Paprikaschoten, halbiert und entkernt
- eine Tasse gekochte Linsen
- eine Tasse Kirschtomaten, gewürfelt
- eine halbe Tasse rote Zwiebel, fein gehackt
- eine viertel Tasse Feta-Käse, zerkrümelt
- eine viertel Tasse Kalamata-Oliven, in Scheiben geschnitten
- ein Esslöffel frischer Oregano, gehackt
- ein Esslöffel Olivenöl
- Gemahlener schwarzer Pfeffer und etwas Salz

Anweisungen:

1. In einer Schüssel gekochte Linsen, Kirschtomaten, rote Zwiebeln, Feta-Käse, Oliven, Oregano, Olivenöl, Salz und Pfeffer mischen.
2. Die Heißluftfritteuse auf 190°C (375°F) vorheizen.
3. Jede Paprikahälfte mit der Linsenmischung füllen.
4. 15-18 Minuten an der Luft braten, bis die Paprikaschoten weich sind.
5. Warm servieren.

Dauer: 15-18 Minuten

Nährstoffe: (Ungefähre Werte pro Portion)

- Kalorien: 280
- Eiweiß: 14g
- Kohlenhydrate: 35g
- Fett: 12g

35. Mediterrane Shrimps- und Gemüsespießchen

Zutaten:

- ein Pfund (450 g) große Garnelen, geschält und entdarmt
- eine Zucchini, in Scheiben geschnitten
- eine rote Paprikaschote, gewürfelt
- eine gelbe Paprikaschote, gewürfelt
- eine rote Zwiebel, in Scheiben geschnitten
- zwei Esslöffel Olivenöl
- ein Teelöffel getrockneter Oregano
- ein Teelöffel geräucherter Paprika
- Gemahlener schwarzer Pfeffer und etwas Salz
- Zitronenspalten zum Portionieren

Anweisungen:

1. In einer Schüssel Garnelen, Zucchini, rote Paprika, gelbe Paprika, rote Zwiebel, Olivenöl, Oregano, geräucherte Paprika, Salz und Pfeffer vermischen.
2. Die Heißluftfritteuse auf 190°C (375°F) vorheizen.
3. Die Garnelen und das Gemüse auf Spieße stecken.
4. Zehn bis zwölf Minuten an der Luft braten, dabei nach der Hälfte der Zeit wenden, bis die Garnelen gar sind.
5. Mit Zitronenspalten servieren.

Dauer: zehn bis zwölf Minuten

Nährstoffe: (Ungefähre Werte pro Portion)

- Kalorien: 280
- Eiweiß: 25g
- Kohlenhydrate: 10g
- Fett: 15g

36. Mediterrane mit Quinoa gefüllte Portobello-Pilze

Zutaten:

- vier große Portobello-Pilze, ohne Stiele
- eine Tasse gekochte Quinoa
- eine halbe Tasse Kirschtomaten, gewürfelt
- eine viertel Tasse rote Zwiebel, fein gehackt
- eine viertel Tasse Feta-Käse, zerkrümelt
- zwei Esslöffel Kalamata-Oliven, in Scheiben geschnitten
- ein Esslöffel frische Petersilie, gehackt
- ein Esslöffel Balsamico-Glasur
- Gemahlener schwarzer Pfeffer und etwas Salz

Anweisungen:

1. Die Heißluftfritteuse auf 190°C (375°F) vorheizen.
2. Quinoa, Kirschtomaten, rote Zwiebeln, Feta-Käse, Oliven, Petersilie, Balsamico-Glasur, Salz und Pfeffer in einer Schüssel mischen.
3. Jede Portobello-Pilzkappe mit der Quinoa-Mischung füllen.
4. 15-18 Minuten an der Luft braten oder bis die Pilze weich sind.
5. Warm servieren.

Dauer: 15-18 Minuten

Nährstoffe: (Ungefähre Werte pro Portion)

- Kalorien: 240
- Eiweiß: 10g
- Kohlenhydrate: 35g
- Fett: 8g

37. Mediterraner Salat mit Garnelen und Orzo

Zutaten:

- ein Pfund (450 g) große Garnelen, geschält und entdarmt
- eine Tasse Orzo, gekocht
- eine Tasse Kirschtomaten, halbiert
- halbe Gurke, gewürfelt

- eine viertel Tasse rote Zwiebel, fein gehackt
- eine viertel Tasse Feta-Käse, zerkrümelt
- zwei Esslöffel Kalamata-Oliven, in Scheiben geschnitten
- ein Esslöffel frischer Dill, gehackt
- zwei Esslöffel Olivenöl
- Saft einer Zitrone
- Gemahlener schwarzer Pfeffer und etwas Salz

Anweisungen:

1. In einer Schüssel die Garnelen mit Olivenöl, Salz und Pfeffer anmachen.
2. Die Heißluftfritteuse auf 190°C (375°F) vorheizen.
3. Die Garnelen 6-8 Minuten oder bis sie gar sind in der Luft braten.
4. In einer großen Schüssel gekochte Orozos, Kirschtomaten, Gurken, rote Zwiebeln, Feta-Käse, Oliven und Dill vermengen.
5. Den Orzo-Salat mit luftgetrockneten Garnelen belegen.
6. Nach Belieben mit Zitronensaft und zusätzlichem Olivenöl beträufeln.
7. Gekühlt servieren.

Dauer: 6-8 Minuten (Shrimps)

Nährstoffe: (Ungefähre Werte pro Portion)

- Kalorien: 300
- Eiweiß: 20g
- Kohlenhydrate: 30g
- Fett: 12g

38. Mediterraner Auberginen- und Kichererbsensalat

Zutaten:

- eine große Aubergine, gewürfelt
- eine Dose (fünfzehn Unzen) Kichererbsen, abgetropft und abgespült
- eine Tasse Kirschtomaten, halbiert
- eine viertel Tasse rote Zwiebel, fein gehackt
- eine viertel Tasse Feta-Käse, zerkrümelt
- zwei Esslöffel frische Minze, gehackt
- zwei Esslöffel Olivenöl
- Saft einer Zitrone

- Gemahlener schwarzer Pfeffer und etwas Salz

Anweisungen:

1. Die Heißluftfritteuse auf 190°C (375°F) vorheizen.
2. Die Auberginenwürfel mit Olivenöl, Salz und Pfeffer vermengen.
3. Die Auberginen zehn bis zwölf Minuten lang an der Luft braten, bis sie goldbraun sind.
4. In einer Schüssel luftgetrocknete Auberginen, Kichererbsen, Kirschtomaten, rote Zwiebeln, Fetakäse und Minze vermengen.
5. Mit Zitronensaft beträufeln.
6. Vorsichtig umrühren und bei Zimmertemperatur servieren.

Dauer: zehn bis zwölf Minuten (Aubergine)

Nährstoffe: (Ungefähre Werte pro Portion)

- Kalorien: 280
- Eiweiß: 12g
- Kohlenhydrate: 35g
- Fett: 14g

39. Mediterrane gefüllte Zucchini-Boote

Zutaten:

- vier mittelgroße Zucchini, halbiert
- eine Tasse gekochte Quinoa
- eine Dose Artischockenherzen, abgetropft und zerkleinert (1 oz)
- eine halbe Tasse Kirschtomaten, gewürfelt
- eine viertel Tasse Feta-Käse, zerkrümelt
- zwei Esslöffel frisches Basilikum, gehackt
- ein Esslöffel Pinienkerne
- zwei Esslöffel Olivenöl
- Gemahlener schwarzer Pfeffer und etwas Salz

Anweisungen:

1. Die Heißluftfritteuse auf 190°C (375°F) vorheizen.
2. Die Mitte jeder Zucchinihälfte aushöhlen, so dass ein Boot entsteht.
3. Quinoa, Artischockenherzen, Kirschtomaten, Feta-Käse, Basilikum, Pinienkerne, Olivenöl, Salz und Pfeffer in einer Schüssel mischen.

4. Jedes Zucchini-Schiffchen mit der Quinoa-Mischung füllen.

5. 15-18 Minuten im Ofen braten, bis die Zucchini weich sind.

6. Warm servieren.

Dauer: 15-18 Minuten

Nährstoffe: (Ungefähre Werte pro Portion)

- Kalorien: 250
- Eiweiß: 8g
- Kohlenhydrate: 35g
- Fett: 10g

40. Mediterraner Hähnchen-Souvlaki-Wrap

Zutaten:

- ein Pfund (450 g) Hähnchenschenkel ohne Knochen und ohne Haut, in Streifen geschnitten
- ein Esslöffel Olivenöl
- ein Teelöffel getrockneter Oregano
- ein halber Teelöffel Knoblauchpulver
- ein viertel Teelöffel geräucherter Paprika
- Gemahlener schwarzer Pfeffer und etwas Salz
- Vollkorn-Wraps
- eine Tasse Römersalat, zerkleinert
- halbe Gurke, in Scheiben geschnitten
- eine viertel Tasse Kirschtomaten, halbiert
- eine viertel Tasse rote Zwiebel, in dünne Scheiben geschnitten
- Tzatziki-Sauce für den Belag

Anweisungen:

1. In einer Schüssel die Hähnchenstreifen mit Olivenöl, Oregano, Knoblauchpulver, geräuchertem Paprika, Salz und Pfeffer vermengen.

2. Die Heißluftfritteuse auf 190°C (375°F) vorheizen.

3. Hähnchenstreifen zehn bis zwölf Minuten in der Luft braten oder bis sie gar sind.

4. Erwärmen Sie die Vollkorn-Wraps ein bis zwei Minuten in der Fritteuse.

5. Jedes Wrap mit Römersalat, Gurken, Kirschtomaten, roten Zwiebeln und luftgetrockneten Hähnchenstreifen füllen.

6. Mit Tzatziki-Sauce bestreichen und fest aufrollen.

Dauer: zehn-zwölf Minuten (Hähnchen) + ein-zwei Minuten (Wraps)

Nährstoffe: (Ungefähre Werte pro Portion)

- Kalorien: 320
- Eiweiß: 25g
- Kohlenhydrate: 30g
- Fett: 14g

41. Gefüllte Paprikaschoten mit mediterranen Linsen und Spinat

Zutaten:

- vier Paprikaschoten, halbiert und entkernt
- eine Tasse gekochte Linsen
- eine Tasse Babyspinat, gehackt
- eine halbe Tasse Kirschtomaten, gewürfelt
- eine viertel Tasse Feta-Käse, zerkrümelt
- zwei Esslöffel Kalamata-Oliven, in Scheiben geschnitten
- ein Esslöffel frischer Oregano, gehackt
- ein Esslöffel Olivenöl
- Gemahlener schwarzer Pfeffer und etwas Salz

Anweisungen:

1. Die Heißluftfritteuse auf 190°C (375°F) vorheizen.
2. In einer Schüssel gekochte Linsen, gehackten Babyspinat, Kirschtomaten, Feta-Käse, Oliven, Oregano, Olivenöl, Salz und Pfeffer mischen.
3. Füllen Sie jede Paprikahälfte mit der Linsen-Spinat-Mischung.
4. 15-18 Minuten an der Luft braten oder bis die Paprika weich sind.
5. Warm servieren.

Dauer: 15-18 Minuten

Nährstoffe: (Ungefähre Werte pro Portion)

- Kalorien: 260
- Eiweiß: 14g
- Kohlenhydrate: 35g
- Fett: 10g

42. Mediterraner Couscous- und Kichererbsensalat

Zutaten:

- eine Tasse gekochter Couscous
- eine Dose (fünfzehn Unzen) Kichererbsen, abgetropft und abgespült
- halbe Gurke, gewürfelt
- eine viertel Tasse Kirschtomaten, halbiert
- eine viertel Tasse rote Paprika, gewürfelt
- eine viertel Tasse Feta-Käse, zerkrümelt
- zwei Esslöffel frische Minze, gehackt
- zwei Esslöffel Olivenöl
- Saft einer Zitrone
- Gemahlener schwarzer Pfeffer und etwas Salz

Anweisungen:

1. In einer Schüssel gekochten Couscous, Kichererbsen, Gurken, Kirschtomaten, rote Paprika, Fetakäse und Minze vermengen.
2. Mit Olivenöl und Zitronensaft beträufeln.
3. Vorsichtig umrühren, bis alles gut vermischt ist.
4. Gekühlt servieren.

Dauer: fünfzehn Minuten (für Couscous)

Nährstoffe: (Ungefähre Werte pro Portion)

- Kalorien: 290
- Eiweiß: 10g
- Kohlenhydrate: 40g
- Fett: 12g

43. Mediterraner gebackener Falafel-Wrap

Zutaten:

- eine Dose (fünfzehn Unzen) Kichererbsen, abgetropft und abgespült
- halbe rote Zwiebel, gehackt
- zwei Knoblauchzehen, gehackt
- eine viertel Tasse frische Petersilie, gehackt

- ein Teelöffel gemahlener Kreuzkümmel
- ein Teelöffel gemahlener Koriander
- ein halber Teelöffel Backpulver
- Gemahlener schwarzer Pfeffer und etwas Salz
- Vollkorn-Wraps
- eine Tasse Römersalat, zerkleinert
- halbe Gurke, in Scheiben geschnitten
- eine viertel Tasse Kirschtomaten, halbiert
- Tzatziki-Sauce für den Belag

Anweisungen:

1. Kichererbsen, rote Zwiebeln, Knoblauch, Petersilie, Kreuzkümmel, Koriander, Backpulver, Salz und Pfeffer in einer Küchenmaschine zu einem Teig verarbeiten.
2. Die Heißluftfritteuse auf 190°C (375°F) vorheizen.
3. Den Teig zu Falafelbällchen formen und leicht abflachen.
4. Falafel zwölf bis fünfzehn Minuten in der Luft braten, bis sie goldbraun sind.
5. Erwärmen Sie die Vollkorn-Wraps ein bis zwei Minuten in der Fritteuse.
6. Jedes Wrap mit geraspeltem Römersalat, Gurken, Kirschtomaten und luftgetrockneten Falafel füllen.
7. Mit Tzatziki-Sauce bestreichen und fest aufrollen.

Dauer: zwölf bis fünfzehn Minuten (Falafel) + ein bis zwei Minuten (Wraps)

Nährstoffe: (Ungefähre Werte pro Portion)

- Kalorien: 320
- Eiweiß: 15g
- Kohlenhydrate: 40g
- Fett: 12g

44. Gefüllte Hähnchenbrust mit mediterranem Spinat und Feta

Zutaten:

- vier Hühnerbrüste ohne Knochen und ohne Haut
- eine Tasse Babyspinat, gehackt
- eine halbe Tasse Feta-Käse, zerbröckelt
- zwei Esslöffel sonnengetrocknete Tomaten, zerkleinert
- ein Esslöffel Olivenöl

- ein Teelöffel getrockneter Oregano
- Gemahlener schwarzer Pfeffer und etwas Salz

Anweisungen:

1. Die Heißluftfritteuse auf 190°C (375°F) vorheizen.
2. In einer Schüssel gehackten Babyspinat, Fetakäse, sonnengetrocknete Tomaten, Olivenöl, Oregano, Salz und Pfeffer vermischen.
3. In jede Hähnchenbrust eine Tasche schneiden.
4. Jede Hähnchenbrust mit der Spinat-Feta-Mischung füllen.
5. Acht bis 20 Minuten an der Luft braten, bis das Huhn durchgebraten ist.
6. Heiß servieren.

Dauer: 1acht-20 Minuten

Nährstoffe: (Ungefähre Werte pro Portion)

- Kalorien: 280
- Eiweiß: 30g
- Kohlenhydrate: 2g
- Fett: 18g

45. Mediterrane Quinoa-gefüllte Aubergine

Zutaten:

- zwei große Auberginen, halbiert
- eine Tasse gekochte Quinoa
- eine Dose Kichererbsen, abgetropft und abgespült (1,5 g)
- eine Tasse Kirschtomaten, gewürfelt
- halbe Tasse Gurke, gewürfelt
- eine viertel Tasse rote Zwiebel, fein gehackt
- eine viertel Tasse Feta-Käse, zerkrümelt
- zwei Esslöffel frische Petersilie, gehackt
- ein Esslöffel Olivenöl
- Gemahlener schwarzer Pfeffer und etwas Salz

Anweisungen:

1. Die Heißluftfritteuse auf 190°C (375°F) vorheizen.
2. Die Mitte jeder Auberginenhälfte aushöhlen, so dass ein Hohlraum entsteht.

3. In einer Schüssel Quinoa, Kichererbsen, Kirschtomaten, Gurken, rote Zwiebeln, Feta-Käse, Petersilie, Olivenöl, Salz und Pfeffer mischen.
4. Die Auberginenhälften mit der Quinoa-Mischung füllen.
5. Acht bis 20 Minuten im Ofen braten, bis die Auberginen weich sind.
6. Warm servieren.

Dauer: 1acht-20 Minuten

Nährstoffe: (Ungefähre Werte pro Portion)

* Kalorien: 300
* Eiweiß: 12g
* Kohlenhydrate: 40g
* Fett: 10g

Kapitel 6:
Gestalten Sie Ihr köstliches Abendessen

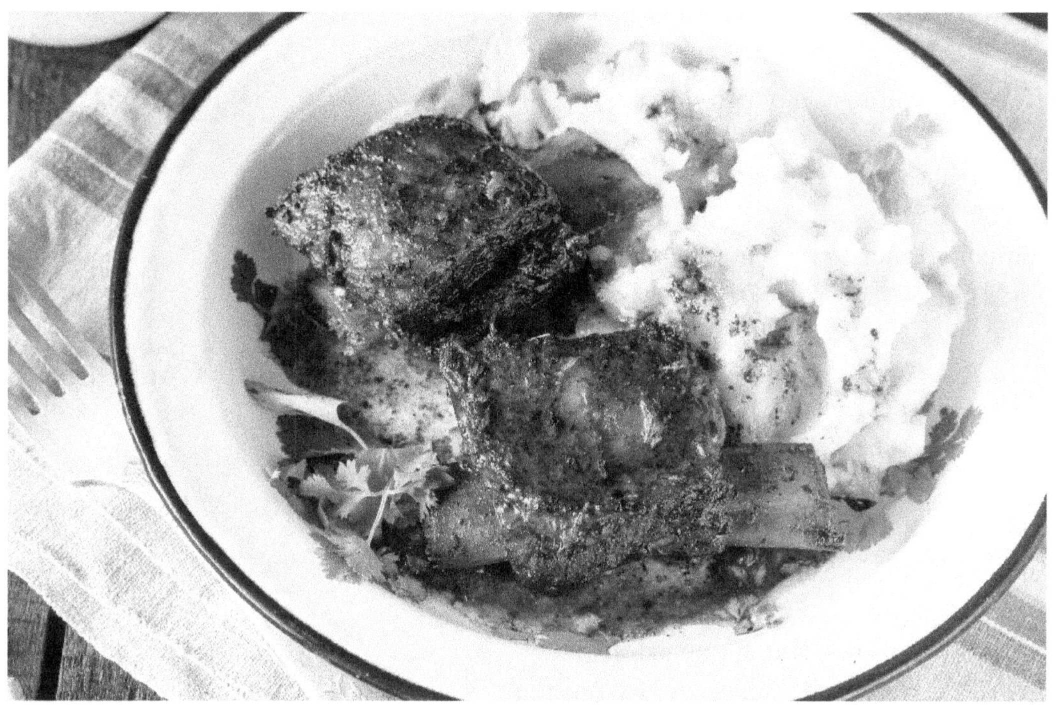

46. Mediterranes gegrilltes Hähnchen mit Zitrone und Kräutern

Zutaten:

- vier Hühnerbrüste ohne Knochen und ohne Haut
- zwei Esslöffel Olivenöl
- zwei Esslöffel frischer Zitronensaft
- zwei Teelöffel getrockneter Oregano
- ein Teelöffel Knoblauchpulver
- Gemahlener schwarzer Pfeffer und etwas Salz
- Zitronenspalten zum Portionieren

Anweisungen:

1. In einer Schüssel Olivenöl, Zitronensaft, Oregano, Knoblauchpulver, Salz und Pfeffer vermischen.
2. Die Hühnerbrüste mit der Mischung bestreichen.
3. Die Heißluftfritteuse auf 190°C (375°F) vorheizen.

4. Acht bis 20 Minuten an der Luft braten, dabei nach der Hälfte der Zeit wenden, bis das Huhn durchgebraten ist.
5. Mit Zitronenspalten servieren.

Dauer: lacht-20 Minuten

Nährstoffe: (Ungefähre Werte pro Portion)

- Kalorien: 280
- Eiweiß: 30g
- Kohlenhydrate: 1g
- Fett: 16g

47. Mediterrane Shrimps- und Gemüsespieße mit Couscous

Zutaten:

- ein Pfund (450 g) große Garnelen, geschält und entdarmt
- eine Zucchini, in Scheiben geschnitten
- eine rote Paprikaschote, gewürfelt
- eine gelbe Paprikaschote, gewürfelt
- eine rote Zwiebel, in Scheiben geschnitten
- zwei Esslöffel Olivenöl
- ein Teelöffel getrockneter Oregano
- ein Teelöffel geräucherter Paprika
- Gemahlener schwarzer Pfeffer und etwas Salz
- eine Tasse gekochter Couscous
- Frische Petersilie zum Garnieren
- Zitronenspalten zum Portionieren

Anweisungen:

1. In einer Schüssel Garnelen, Zucchini, rote Paprika, gelbe Paprika, rote Zwiebel, Olivenöl, Oregano, geräucherte Paprika, Salz und Pfeffer vermischen.
2. Die Heißluftfritteuse auf 190°C (375°F) vorheizen.
3. Die Garnelen und das Gemüse auf Spieße stecken.
4. Zehn bis zwölf Minuten an der Luft braten, dabei nach der Hälfte der Zeit wenden, bis die Garnelen gar sind.
5. Auf gekochtem Couscous servieren, mit frischer Petersilie und Zitronenspalten garnieren.

Dauer: zehn bis zwölf Minuten

Nährstoffe: (Ungefähre Werte pro Portion)

- Kalorien: 320
- Eiweiß: 25g
- Kohlenhydrate: 30g
- Fett: 12g

48. Gefüllte mediterrane Portobello-Pilze

Zutaten:

- vier große Portobello-Pilze, ohne Stiele
- eine Tasse gekochte Quinoa
- eine halbe Tasse Kirschtomaten, gewürfelt
- eine viertel Tasse Kalamata-Oliven, in Scheiben geschnitten
- eine viertel Tasse Feta-Käse, zerkrümelt
- zwei Esslöffel frisches Basilikum, gehackt
- ein Esslöffel Olivenöl
- Gemahlener schwarzer Pfeffer und etwas Salz

Anweisungen:

1. Die Heißluftfritteuse auf 190°C (375°F) vorheizen.
2. Quinoa, Kirschtomaten, Oliven, Feta-Käse, Basilikum, Olivenöl, Salz und Pfeffer in einer Schüssel mischen.
3. Jede Portobello-Pilzkappe mit der Quinoa-Mischung füllen.
4. 15-18 Minuten an der Luft braten oder bis die Pilze weich sind.
5. Warm servieren.

Dauer: 15-18 Minuten

Nährstoffe: (Ungefähre Werte pro Portion)

- Kalorien: 280
- Eiweiß: 12g
- Kohlenhydrate: 35g
- Fett: 12g

49. Mediterraner gebackener Kabeljau mit Tomaten und Oliven

Zutaten:

- vier Kabeljaufilets
- eine Tasse Kirschtomaten, halbiert
- eine viertel Tasse Kalamata-Oliven, in Scheiben geschnitten
- zwei Knoblauchzehen, gehackt
- zwei Esslöffel Olivenöl
- ein Teelöffel getrockneter Oregano
- Gemahlener schwarzer Pfeffer und etwas Salz
- Frische Petersilie zum Garnieren
- Zitronenspalten zum Portionieren

Anweisungen:

1. Die Heißluftfritteuse auf 190°C (375°F) vorheizen.
2. Kirschtomaten, Oliven, Knoblauch, Olivenöl, Oregano, Salz und Pfeffer in einer Schüssel vermengen.
3. Kabeljaufilets in den Frittierkorb legen und mit der Tomaten-Oliven-Mischung bedecken.
4. Zwölf bis fünfzehn Minuten an der Luft braten oder bis der Kabeljau flockig ist.
5. Mit frischer Petersilie garnieren und mit Zitronenspalten servieren.

Dauer: zwölf bis fünfzehn Minuten

Nährstoffe: (Ungefähre Werte pro Portion)

- Kalorien: 250
- Eiweiß: 30g
- Kohlenhydrate: 5g
- Fett: 12g

50. Mediterranes Rührbraten mit Gemüse und Kichererbsen

Zutaten:

- zwei Tassen Brokkoli-Röschen
- eine rote Paprikaschote, in Scheiben geschnitten
- eine gelbe Paprikaschote, in Scheiben geschnitten
- eine Zucchini, in Scheiben geschnitten

- eine Dose Kichererbsen, abgetropft und abgespült (1,5 g)
- zwei Esslöffel Olivenöl
- zwei Knoblauchzehen, gehackt
- ein Teelöffel getrockneter Oregano
- ein Teelöffel geräucherter Paprika
- Gemahlener schwarzer Pfeffer und etwas Salz
- eine viertel Tasse zerbröckelter Feta-Käse
- Frischer Zitronensaft zum Portionieren

Anweisungen:

1. Die Heißluftfritteuse auf 190°C (375°F) vorheizen.
2. In einer Schüssel Brokkoli, rote Paprika, gelbe Paprika, Zucchini, Kichererbsen, Olivenöl, Knoblauch, Oregano, geräucherte Paprika, Salz und Pfeffer vermischen.
3. 15-18 Minuten in der Luft frittieren, dabei nach der Hälfte der Zeit umrühren, bis das Gemüse weich ist.
4. Mit zerbröckeltem Feta-Käse bestreuen und vor dem Servieren mit frischem Zitronensaft beträufeln.

Dauer: 15-18 Minuten

Nährstoffe: (Ungefähre Werte pro Portion)

- Kalorien: 280
- Eiweiß: 12g
- Kohlenhydrate: 30g
- Fett: 14g

51. Mediterraner Auberginen-Tomaten-Auflauf

Zutaten:

- zwei große Auberginen, in Scheiben geschnitten
- eine Tasse Kirschtomaten, halbiert
- eine viertel Tasse Kalamata-Oliven, in Scheiben geschnitten
- zwei Knoblauchzehen, gehackt
- zwei Esslöffel Olivenöl
- ein Teelöffel getrockneter Oregano
- Gemahlener schwarzer Pfeffer und etwas Salz
- eine viertel Tasse zerbröckelter Feta-Käse

- Frisches Basilikum zum Garnieren

Anweisungen:

1. Die Heißluftfritteuse auf 190°C (375°F) vorheizen.
2. Auberginenscheiben, Kirschtomaten, Oliven, Knoblauch, Olivenöl, Oregano, Salz und Pfeffer in einer Schüssel mischen.
3. Die Mischung in den Korb der Fritteuse schichten.
4. 15-18 Minuten an der Luft braten oder bis die Auberginen weich sind.
5. Mit zerbröckeltem Fetakäse bestreuen und vor dem Servieren mit frischem Basilikum garnieren.

Dauer: 15-18 Minuten

Nährstoffe: (Ungefähre Werte pro Portion)

- Kalorien: 250
- Eiweiß: 8g
- Kohlenhydrate: 30g
- Fett: 12g

52. Mediterrane mit Quinoa gefüllte Paprikaschoten

Zutaten:

- vier Paprikaschoten, halbiert und entkernt
- eine Tasse gekochte Quinoa
- eine Dose Kichererbsen, abgetropft und abgespült (1,5 g)
- eine halbe Tasse Kirschtomaten, gewürfelt
- eine viertel Tasse rote Zwiebel, fein gehackt
- eine viertel Tasse Feta-Käse, zerkrümelt
- zwei Esslöffel frische Petersilie, gehackt
- ein Esslöffel Olivenöl
- Gemahlener schwarzer Pfeffer und etwas Salz

Anweisungen:

1. Die Heißluftfritteuse auf 190°C (375°F) vorheizen.
2. Quinoa, Kichererbsen, Kirschtomaten, rote Zwiebeln, Fetakäse, Petersilie, Olivenöl, Salz und Pfeffer in einer Schüssel mischen.
3. Füllen Sie jede Paprikahälfte mit der Quinoamischung.

4. 15-18 Minuten an der Luft braten, bis die Paprikaschoten weich sind.
5. Warm servieren.

Dauer: 15-18 Minuten

Nährstoffe: (Ungefähre Werte pro Portion)

- Kalorien: 280
- Eiweiß: 12g
- Kohlenhydrate: 35g
- Fett: 12g

53. Mediterrane Linsensuppe

Zutaten:

- eine Tasse trockene grüne oder braune Linsen, abgespült
- eine Zwiebel, fein gehackt
- zwei Möhren, gewürfelt
- zwei Stangen Staudensellerie, gewürfelt
- drei Knoblauchzehen, gehackt
- eine Dose (1four oz) gewürfelte Tomaten
- vier Tassen Gemüsebrühe
- ein Teelöffel getrockneter Oregano
- ein Teelöffel getrockneter Thymian
- ein Teelöffel geräucherter Paprika
- Gemahlener schwarzer Pfeffer und etwas Salz
- Frische Petersilie zum Garnieren
- Zitronenspalten zum Portionieren

Anweisungen:

1. In einem Topf Linsen, Zwiebeln, Karotten, Sellerie, Knoblauch, Tomatenwürfel, Gemüsebrühe, Oregano, Thymian, geräucherten Paprika, Salz und Pfeffer vermengen.
2. Aufkochen lassen, dann die Hitze reduzieren und 25-30 Minuten köcheln lassen, bis die Linsen weich sind.
3. In Schalen füllen, mit frischer Petersilie garnieren und mit Zitronenspalten servieren.

Dauer: 25-30 Minuten

Nährstoffe: (Ungefähre Werte pro Portion)

- Kalorien: 220
- Eiweiß: 12g
- Kohlenhydrate: 40g
- Fett: 2g

54. Mediterraner Eintopf mit Kichererbsen und Spinat

Zutaten:

- eine Dose Kichererbsen, abgetropft und abgespült (1,5 g)
- eine Zwiebel, fein gehackt
- zwei Knoblauchzehen, gehackt
- eine Dose (1four oz) gewürfelte Tomaten
- vier Tassen frischer Spinat
- zwei Esslöffel Olivenöl
- ein Teelöffel gemahlener Kreuzkümmel
- ein Teelöffel geräucherter Paprika
- Gemahlener schwarzer Pfeffer und etwas Salz
- Frische Zitronenspalten zum Portionieren

Anweisungen:

1. In einem Topf Zwiebel und Knoblauch in Olivenöl anbraten, bis sie weich sind.
2. Kichererbsen, Tomatenwürfel, Spinat, Kreuzkümmel, geräucherte Paprika, Salz und Pfeffer hinzufügen.
3. 15-20 Minuten köcheln lassen, bis sich die Aromen vermischen und der Spinat verwelkt.
4. Heiß mit frischen Zitronenspalten servieren.

Dauer: 15-20 Minuten

Nährstoffe: (Ungefähre Werte pro Portion)

- Kalorien: 240
- Eiweiß: 10g
- Kohlenhydrate: 35g
- Fett: 8g

55. Mediterrane gebackene Falafel mit Tahini-Sauce

Zutaten:

- eine Dose (fünfzehn Unzen) Kichererbsen, abgetropft und abgespült
- halbe rote Zwiebel, gehackt
- zwei Knoblauchzehen, gehackt
- eine viertel Tasse frische Petersilie, gehackt
- ein Teelöffel gemahlener Kreuzkümmel
- ein Teelöffel gemahlener Koriander
- ein halber Teelöffel Backpulver
- Gemahlener schwarzer Pfeffer und etwas Salz
- zwei Esslöffel Olivenöl
- Tahinisauce für die Portion

Anweisungen:

1. Kichererbsen, rote Zwiebeln, Knoblauch, Petersilie, Kreuzkümmel, Koriander, Backpulver, Salz und Pfeffer in einer Küchenmaschine zu einem Teig verarbeiten.
2. Die Heißluftfritteuse auf 190°C (375°F) vorheizen.
3. Den Teig zu Falafelbällchen formen und mit Olivenöl bestreichen.
4. In der Luft 15-18 Minuten frittieren, dabei nach der Hälfte der Zeit wenden, bis sie goldbraun sind.
5. Mit Tahinisauce servieren.

Dauer: 15-18 Minuten

Nährstoffe: (Ungefähre Werte pro Portion)

- Kalorien: 200
- Eiweiß: 8g
- Kohlenhydrate: 25g
- Fett: 8g

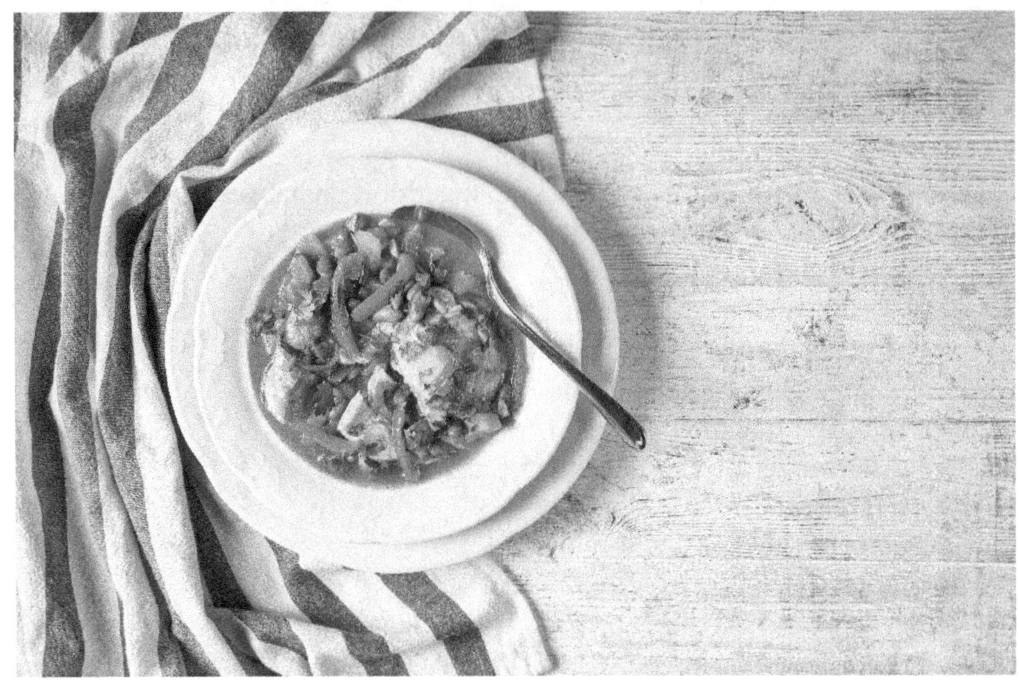

56. Gefüllte Paprikaschoten mit mediterranem Truthahn und Quinoa

Zutaten:

- vier Paprikaschoten, halbiert und entkernt
- ein Pfund (450 g) Putenhackfleisch
- eine Tasse gekochte Quinoa
- eine Dose (1four oz) gewürfelte Tomaten, abgetropft
- eine viertel Tasse Feta-Käse, zerkrümelt
- eine viertel Tasse Kalamata-Oliven, in Scheiben geschnitten
- ein Teelöffel getrockneter Oregano
- Gemahlener schwarzer Pfeffer und etwas Salz
- zwei Esslöffel Olivenöl

Anweisungen:

1. Die Heißluftfritteuse auf 190°C (375°F) vorheizen.
2. Putenhackfleisch in einer Pfanne anbraten, bis es gebräunt ist. Gekochte Quinoa, gewürfelte Tomaten, Feta-Käse, Oliven, Oregano, Salz und Pfeffer untermischen.
3. Jede Paprikahälfte mit der Puten- und Quinoamischung füllen.
4. Mit Olivenöl beträufeln.
5. 15-18 Minuten an der Luft braten, bis die Paprikaschoten weich sind.

6. Warm servieren.

Dauer: 15-18 Minuten

Nährstoffe: (Ungefähre Werte pro Portion)

- Kalorien: 320
- Eiweiß: 25g
- Kohlenhydrate: 30g
- Fett: 14g

57. Mediterrane Lammspieße mit Tzatziki-Soße

Zutaten:

- ein Pfund (450 g) Lammfleisch, gewürfelt
- eine rote Zwiebel, in Scheiben geschnitten
- eine Paprikaschote, gewürfelt
- ein Teelöffel getrockneter Oregano
- ein Teelöffel gemahlener Kreuzkümmel
- ein Teelöffel geräucherter Paprika
- Gemahlener schwarzer Pfeffer und etwas Salz
- zwei Esslöffel Olivenöl
- Tzatziki-Sauce für die Portion

Anweisungen:

1. Die Heißluftfritteuse auf 190°C (375°F) vorheizen.
2. In einer Schüssel Lammwürfel, rote Zwiebel, Paprika, Oregano, Kreuzkümmel, Paprika, Salz und Pfeffer mit Olivenöl vermengen.
3. Das Lamm und das Gemüse auf Spieße stecken.
4. Zwölf bis fünfzehn Minuten an der Luft braten, dabei nach der Hälfte der Zeit wenden, bis das Lamm nach Ihrem Geschmack gegart ist.
5. Mit Tzatziki-Sauce servieren.

Dauer: zwölf bis fünfzehn Minuten

Nährstoffe: (Ungefähre Werte pro Portion)

- Kalorien: 350
- Eiweiß: 30g

- Kohlenhydrate: 5g
- Fett: 22g

58. Mediterrane Spaghetti Squash mit geröstetem Gemüse

Zutaten:

- ein mittelgroßer Spaghettikürbis, halbiert und entkernt
- eine Zucchini, in Scheiben geschnitten
- eine rote Paprikaschote, in Scheiben geschnitten
- eine gelbe Paprikaschote, in Scheiben geschnitten
- eine Tasse Kirschtomaten, halbiert
- zwei Esslöffel Olivenöl
- zwei Knoblauchzehen, gehackt
- ein Teelöffel getrockneter Thymian
- Gemahlener schwarzer Pfeffer und etwas Salz
- Frisches Basilikum zum Garnieren
- Geriebener Parmesankäse (optional)

Anweisungen:

1. Die Heißluftfritteuse auf 190°C (375°F) vorheizen.
2. Die Schnittflächen des Spaghettikürbis mit Olivenöl, Salz und Pfeffer einreiben.
3. In einer Schüssel Zucchini, rote Paprika, gelbe Paprika, Kirschtomaten, Knoblauch, Thymian, Salz und Pfeffer mit dem Olivenöl vermengen.
4. Die Kürbis-Gemüse-Mischung in den Korb der Fritteuse geben.
5. 20 bis 25 Minuten in der Mikrowelle braten, dabei das Gemüse nach der Hälfte der Zeit umrühren, bis der Kürbis weich ist.
6. Den Spaghettikürbis mit einer Gabel in Stränge schaben.
7. Servieren Sie das gebratene Gemüse auf Spaghetti, garniert mit frischem Basilikum und Parmesan, falls gewünscht.

Dauer: 20 bis fünfundzwanzig Minuten

Nährstoffe: (Ungefähre Werte pro Portion)

- Kalorien: 200
- Eiweiß: 4g
- Kohlenhydrate: 30g
- Fett: 10g

Zutaten:

- vier entbeinte, hautlose Hähnchenschenkel
- eine Tasse frischer Spinat, zerkleinert
- eine viertel Tasse Feta-Käse, zerkrümelt
- zwei Knoblauchzehen, gehackt
- ein Teelöffel getrockneter Oregano
- ein Teelöffel Zitronenschale
- Gemahlener schwarzer Pfeffer und etwas Salz
- zwei Esslöffel Olivenöl
- Zitronenspalten zum Portionieren

Anweisungen:

1. Die Heißluftfritteuse auf 190°C (375°F) vorheizen.
2. Spinat, Feta-Käse, Knoblauch, Oregano, Zitronenschale, Salz und Pfeffer in einer Schüssel vermengen.
3. In jeden Hähnchenschenkel eine Tasche schneiden und mit der Spinat-Feta-Mischung füllen.
4. Hähnchenschenkel mit Olivenöl einreiben.
5. Acht bis 20 Minuten an der Luft braten, bis das Huhn durchgebraten ist.
6. Mit Zitronenspalten servieren.

Dauer: 1acht-20 Minuten

Nährstoffe: (Ungefähre Werte pro Portion)

- Kalorien: 280
- Eiweiß: 25g
- Kohlenhydrate: 2g
- Fett: 18g

Zutaten:

- zwei Eichelkürbisse, halbiert und entkernt
- eine Tasse gekochte Quinoa
- eine halbe Tasse Kichererbsen, abgetropft und abgespült
- eine viertel Tasse getrocknete Cranberries
- eine viertel Tasse zerbröckelter Ziegenkäse
- zwei Esslöffel frische Petersilie, gehackt
- ein Esslöffel Olivenöl
- ein Teelöffel Balsamico-Glasur (optional)
- Gemahlener schwarzer Pfeffer und etwas Salz

Anweisungen:

1. Die Heißluftfritteuse auf 190°C (375°F) vorheizen.
2. Quinoa, Kichererbsen, getrocknete Cranberries, Ziegenkäse, Petersilie, Olivenöl, Salz und Pfeffer in einer Schüssel mischen.
3. Jede Eichelkürbishälfte mit der Quinoamischung füllen.
4. 20 bis 25 Minuten im Ofen braten oder bis der Kürbis weich ist.
5. Nach Belieben mit Balsamico-Glasur beträufeln.
6. Warm servieren.

Dauer: 20 bis fünfundzwanzig Minuten

Nährstoffe: (Ungefähre Werte pro Portion)

- Kalorien: 300
- Eiweiß: 8g
- Kohlenhydrate: 45g
- Fett: 10g

Schlussfolgerung

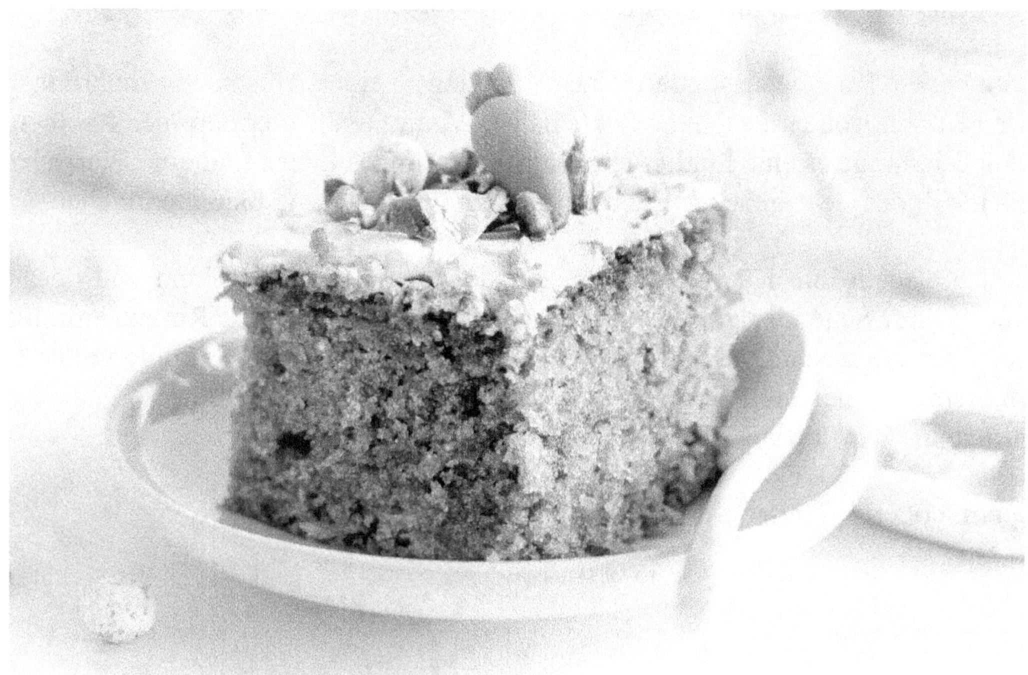

Zum Abschluss unserer kulinarischen Entdeckungsreise durch die bezaubernden Gefilde der mediterranen Ernährung mit den Wundern des Frittierens an der Luft stehen wir nicht nur am Ende eines Buches, sondern an der Schwelle zu einem neuen Lebensstil. Bei der Reise, die wir unternommen haben, ging es nicht nur um Rezepte und Kochtechniken, sondern um eine Lebensweise, die Gesundheit, Kultur und die pure Freude am Genießen jedes Bissens miteinander verbindet.

Auf diesen Seiten haben wir die Essenz der mediterranen Diät erforscht - ein Fest lebendiger, gesunder Zutaten, die auf dem Gaumen tanzen und eine Symphonie der Aromen bilden. Die Verbindung von alten Traditionen und moderner Technologie in "Mediterranean Diet Air Fryer" öffnet neue Türen zu einer Welt, in der gesundheitsbewusste Entscheidungen auf die köstliche Kunstfertigkeit der mediterranen Küche treffen.

Von den sonnenverwöhnten Küsten bis hin zu den rustikalen Dörfern - jedes Rezept wurde entwickelt, um den Geist des Mittelmeers in Ihre Küche zu bringen. Wir haben die Alchemie erlebt, die entsteht, wenn traditionelle Gerichte auf die Innovation der Luftfritiertechnik treffen. Es ist eine harmonische Mischung aus knusprig und saftig, aus gesund und genussvoll.

Wenn Sie sich durch die Kapitel über die Essenz der mediterranen Diät, die Modernisierung der Traditionen durch das Frittieren an der Luft, die Erkundung der gesundheitlichen Vorteile und den

Beginn eines kulinarischen Abenteuers gewagt haben, hoffen wir, dass Sie nicht nur Rezepte gesammelt haben, sondern auch das Ethos dieses Lebensstils verinnerlicht haben - ein Fest der Ausgewogenheit, der Vielfalt und der Freude.

Dies ist nicht nur ein Kochbuch, sondern eine Einladung zu einer achtsamen Ernährungsweise, die nicht nur den Körper, sondern auch die Seele nährt. Wenn Sie die mediterranen Aromen in jedem Gericht genießen, möge es eine Leidenschaft für ein gesundes Leben und eine Wertschätzung für die reiche Vielfalt der Geschmäcker, die die mediterrane Ernährung bietet, entfachen.

Wenn Sie sich also in Ihre Küche begeben, mit der Fritteuse in der Hand und dem Geist des Mittelmeers an Ihrer Seite, denken Sie daran, dass dies mehr ist als eine Rezeptsammlung - es ist ein Leitfaden für ein gesünderes, schmackhafteres Leben. Auf eine Zukunft voller lebendiger Mahlzeiten, gemeinsamer Momente und der anhaltenden Freude, das Gute zu genießen, das die Mittelmeerdiät und das Frittieren auf den Tisch bringen.

Guten Appetit, oder wie man im Mittelmeerraum sagt: ¡Buen provecho!